Bibliografische Information der Deutschen Nationalbibliothek:

Die Deutsche Nationalbibliothek verzeichnet diese Publikation in der Deutschen Nationalbibliografie; detaillierte bibliografische Daten sind im Internet über http://dnb.d-nb.de abrufbar.

Impressum:

Copyright © 2014 ScienceFactory

Ein Imprint der GRIN Verlags GmbH

Druck und Bindung: Books on Demand GmbH, Norderstedt, Germany

Coverbild: Marta Monika Czerwinski

Raucher gegen Nichtraucher
Geschichte, Ursachen und Argumente für und gegen die Zigarette

Inhalt

Tabak – Der Konsum im Wandel der Zeit und gesellschaftlichen Veränderungen (Schwerpunkt Europa). Der sich verändernde Umgang mit dem Tabakkonsum von Cornelia Tillmann-Rogowski 6

Einleitung 7

Tabak 7

Tabak – Konsum, Missbrauch, Abhängigkeit 8

Tabakkonsum im Wandel der Zeit und der gesellschaftlichen Veränderungen 9

Der sich verändernde Umgang mit dem Tabakkonsum 12

Schlussbemerkung 16

Literaturverzeichnis 18

Nationale und Internationale Geschichte der Tabakregulierung von Tobias Wagner 19

Einleitung 20

Historische Entwicklung von Rauchverbot und Tabakbesteuerung in der Neuzeit 24

Maßnahmen im Europa der frühen Neuzeit 24

Europäische Tabakregulierung in der Napoleonischen Periode bis Mitte des 19. Jh. 30

Entwicklung der Tabak- und Zigarettenbesteuerung im Deutschen Reich und der Weimarer Republik 33

Tabakregulierung in Deutschland zur Zeit des Nationalsozialismus 35

Tabakregulierung in den Vereinigten Staaten bis Mitte des 20. Jh. 39

Die Entwicklung der Tabakregulierung seit 1945 41

Schlussbemerkung und Ausblick 46

Literaturverzeichnis 48

Streit um den Nichtraucherschutz. Ein Dialog aus konstruktivistischer Sichtweise von Daniela Manske 52

    Dialog zweier Fremder 53

    Literaturverzeichnis 63

"…Und wenn ich kurz vorm Herzinfarkt bin, werden mir die Ärzte schon helfen…" Über Gerechtigkeit im Gesundheitswesen bei Menschen mit riskantem Gesundheitsverhalten am Beispiel des Rauchens von Christian Matysik 64

    Essay 65

    Literaturverzeichnis 73

Der Kampf gegen den blauen Dunst. PR-Kampagnen im Gesundheitssektor am Beispiel der europäischen Anti-Raucher-Kampagne "HELP" von Marina Deck 74

    Einleitung 75

    Theoretische Grundlagen 76

    Der Kampf gegen den Tabakkonsum in der EU 82

    "HELP – Für ein rauchfreies Leben" 90

    Schlussbetrachtung und Fazit 102

    Literaturverzeichnis 105

Einzelbände 117

**Tabak – Der Konsum im Wandel der Zeit und gesellschaftlichen Veränderungen (Schwerpunkt Europa).
Der sich verändernde Umgang mit dem Tabakkonsum
von Cornelia Tillmann-Rogowski**

Einleitung

Der Tabak und sein Konsum begleitet und beschäftigen die Menschen schon seit Jahrhunderten. Dabei entstanden gerade in den letzten zwei Jahrhunderten immer wieder Diskussionen und Umwertungen. Der Tabak wurde vom Genussmittel zu einer der bekanntesten konsumierten legalen Droge. Wie konnte sich dieser Wandel vollziehen?

Im ersten Teil der Arbeit wird dabei der geschichtliche Hintergrund dargestellt und der Frage nachgegangen, was der Tabakkonsum für die Gesellschaft bedeutete. Um den Umfang einzugrenzen, ist diese Arbeit dabei auf Europa beschränkt. Im zweiten Teil verändert sich die Perspektive. Es wird vielmehr der Frage nachgegangen: Wie hat sich der Umgang mit dem Tabakkonsum in der Gesellschaft verändert?

Die populärste Methode des Tabakkonsums war und ist das Rauchen. So wird in dieser Arbeit schwerpunktmäßig der Tabakkonsum in Form von Rauchen behandelt.

Tabak

Die Tabakpflanze zählt zu den Nachtschattengewächsen. Von den ca. 60 Arten der Solanacee-Gattung Nicotiana, werden nur drei Arten großflächig angebaut und zu Tabakwaren verarbeitet. Dieses sind die Nicotiana tabacum, N. latissima und N. rustica.[1]

Der Tabak war zunächst als Heilpflanze von medizinischer Bedeutung und fand als Mittel zur Wundbehandlung, als Brech- und Abführmittel oder gegen Kopfschmerzen seinen Einsatz.

Tabak ist eines der bekanntesten Genussmittel oder auch die bekannteste legale Droge. Er kann geschnupft, gekaut oder auch geraucht werden. Das Rauchen ist dabei die populärste Methode.

---

[1] Vgl. Schmidbauer, Wolfgang; vom Scheidt, Jürgen: Handbuch der Rauschdrogen; Frankfurt am Main, S. Fischer Verlag GmbH, 2004, S. 160.

Tabak – Konsum, Missbrauch, Abhängigkeit

Konsum: Der Gebrauch von Tabak in Maßen. Der Tabak wird nicht benötigt, der Gebrauch aber als angenehm empfunden. Der Konsum kann mit Genuss gleichgesetzt werden und es wird kein Druck verspürt, den Tabak gebrauchen zu müssen.

Missbrauch: Der Gebrauch von Tabak über den „gewöhnlichen" Genuss hinaus. Die Verwendung des Tabaks wirkt sich schädlich aus, dennoch besteht hier noch keine Abhängigkeit.

Abhängigkeit/Sucht: Die Tabakabhängigkeit als Krankheit liegt gemäß der ICD 10-Klassifikation dann vor, wenn mindestens drei der sechs folgenden Kriterien erfüllt sind[2]:

- Ein anhaltend starker Wunsch oder eine Art Zwang zu rauchen.
- Eine verminderte Kontrollfähigkeit bezüglich des Beginns, der Beendigung und der Menge des Tabakkonsums.
- Das Auftreten von körperlichen Entzugssymptomen bei Tabakabstinenz oder Reduktion der täglich gerauchten Zigaretten oder fortgesetztes Rauchen, um das Auftreten von Entzugssymptomen zu vermeiden.
- Eine Toleranz gegenüber den physiologischen Auswirkungen des Rauchens: Im Laufe der Raucherkarriere hat eine Erhöhung der Zahl der täglich gerauchten Zigaretten stattgefunden.
- Eine fortschreitende Vernachlässigung anderer Tätigkeiten zugunsten des Rauchens.
- Fortgesetztes Rauchen trotz des Nachweises eindeutig gesundheitsschädlicher Folgen.

---

[2] Vgl. BzgA; Kröger, Christoph: Raucherentwöhnung in Deutschland – Grundlagen und kommentierte Übersicht / Gesundheitsförderung konkret: Bd. 2; Köln: BzgA, 2001, S. 13.

Tabakkonsum im Wandel der Zeit und der gesellschaftlichen Veränderungen

In Europa wurde die Tabakpflanze zunächst als Heil- und Medizinalpflanze vor allem in höfischen Kreisen und unter Botanikern und Medizinern weitergereicht. Erst nach und nach wurde sie auch außerhalb dieser Kreise heimisch, bzw. zum Tabakkonsum genutzt und somit in den Genuss-Kontext gesetzt.[3]

16.–18. Jahrhundert

Aus amerikanischen Kolonien eingeführt[4], entstand eine völlig neuartige Form des Konsums und der Genusskultur: das Rauchen.[5] Analog zum Trinken von Alkohol, Kaffee, Tee und Schokolade, wurde der Konsum, bzw. die Wirkung des Tabaks zunächst als „trockene Trunkenheit"[6] bezeichnet.

Basierend auf dem antiken medizinischen Schema der Körpersäfte, galt die Wirkung des Tabaks als etwas, was die (z.T. unerwünschten) Körpersäfte zu trocknen vermochte. Weiterhin ausgehend davon, dass die Neuorganisation des menschlichen Organismus das Gehirn ins Zentrum des Interesses der bürgerlichen Kultur rückte und der Rest des Körpers als Anhang des Kopfes zu betrachten war, galt der Tabakkonsum als besonders geeignet für geistig tätige Menschen.

> „Einer der studiert, muss notwendig viel Tabak rauchen, damit die Geister nicht verloren gehen, oder da sie anfangen zu langsam umzulaufen, weshalb der Verstand, sonderlich schwere Sachen wohl nicht faßt, wieder mögen erweckt werden, worauf alles klar und deutlich dem Geiste überliefert wird, und er wohl überlegen und beurteilen kann."[7]

---

[3] Vgl. Hengartner, Thomas; Merki, Christoph Maria: Genussmittel – Eine Kulturgeschichte; Frankfurt am Main und Leipzig, Insel Verlag, 2001, S. 197.

[4] Näheres hierzu: Schmidbauer, W.: Handbuch der Rauschdrogen, a.a.O.

[5] Der Begriff „Rauchen" ist erst im 17. Jh. in den Sprachgebrauch übergegangen. Zuvor gab es das Wort nicht, vielmehr wurde das Rauchen analog zum Trinken gesehen, so dass es „Rauchtrinken" oder „Tabaktrinken" hieß; vgl. Schivelbusch, Wolfgang: Das Paradies, der Geschmack und die Vernunft – Eine Geschichte der Genussmittel; Frankfurt am Main, Fischer Taschenbuch-Verlag GmbH, 8-9-Tausend, 1995, S. 108.

[6] Schivelbusch, Wolfgang: Das Paradies, der Geschmack und die Vernunft – Eine Geschichte der Genussmittel; Frankfurt am Main, Fischer Taschenbuch-Verlag GmbH, 8.-9. Tausend, 1995, S. 108.

[7] Schrift des holländischen Arztes Beintema von Palma (17./18. Jh.), zit. n. Schivelbusch, Wolfgang: Das Paradies, der Geschmack und die Vernunft, a.a.O., S. 119.

Der Tabak schärfte und ordnete einerseits die Gedanken, so dass er die Konzentration förderte, andererseits vermochte er den Rest des Körpers zu beruhigen. Ruhe, Besinnlichkeit, Entspannung, Stimulation und Konzentration waren die Ausdrücke, die schon bald eine feste Verbindung zum Rauchen und somit eine Bedeutungskopplung darstellten.

Geprägt durch das patriarchalische Gesellschaftsbild war das Rauchen dabei exklusiv den Männern vorbehalten und war – wegen der immensen Rauchentwicklung – auf bestimmte Räumlichkeiten beschränkt. Das Rauchen außerhalb dieser Räumlichkeiten oder gar in der Öffentlichkeit unter freiem Himmel war verpönt und verboten. Männer waren zu Rauchgelegenheiten unter sich und konnten so die Geselligkeit unter Gleichgesinnten finden und leben. Frauen hingegen hatten keinen Zutritt zu den Räumlichkeiten, sie waren lediglich auf Karikaturbildern von Rauchgegnern zu finden.[8]

Im 17. und 18. Jahrhundert galt die Pfeife als vorherrschendes Rauchgerät, doch im 18. Jahrhundert erlangt auch das Schnupfen von Tabak – insbesondere in der französischen höfischen Kultur, von der aus es sich immer weiter ausbreitete – einen kulturellen Höhepunkt. Sowohl bei Frauen als auch Männern der Oberschicht wird dieser Konsum des Tabaks zu einem bedeutsamen Zeremoniell im gesellschaftlichen Umgang und in der Selbstdarstellung.

Als Luxusgut waren hier die Schnupfutensilien von besonderer Bedeutung. Schnupftuch und Tabatiere wurden zu einem festen Bestandteil des Rokokokostüms. Die Tabatieren wurden gehandelt wie Kronjuwelen und der Umgang mit diesen gelehrt wie Fechten und Tanzen am Hofe.[9] An der richtigen Handhabung der Tabatiere wurde das Gegenüber erkannt und die entsprechende Gestik beim Schnupfen war von hoher soziokultureller Bedeutung. Da die Nase als „Instrument der Vernunft"[10] galt und eine direkte Verbindung zum Gehirn darstelle, sollte der stimulierende Tabak ohne Hinderung geschnupft werden können. So rasierten sich Männer den Oberlippenbart ab.

---

[8] Vgl. Schivelbusch, W.: Das Paradies, der Geschmack und die Vernunft, a.a.O., S. 137.
[9] Vgl. Schivelbusch, W.: Das Paradies, der Geschmack und die Vernunft, a.a.O., S. 143–144.
[10] Ebd., S. 158.

Die medizinischen Aspekte der Wirkung von Tabak als Heilpflanze gerieten dabei mehr und mehr in den Hintergrund und der Tabakkonsum erhielt vielmehr einen hohen Stellenwert im sozialen Umgang. Der Konsum gehörte zum „guten Ton" der gehobenen Gesellschaft. Tabak konnte sich als Genussmittel durchsetzen. Die „hungerdämpfende Funktion"[11] und das Stilllegen des Geruchsinns waren dabei willkommene Nebenwirkungen.[12]

Derweilen ließ sich die Macht des Handels nicht mehr unterbinden. Der Tabak und sein Konsum verbreiteten sich über verschiedene Kanäle mehr oder weniger gleichzeitig: See-, Handels- und Kaufleute trugen entscheidend dazu bei, die Praxis des Rauchens schnell und nachhaltig zu verankern.[13]

19.–21. Jahrhundert

Anfang des 19. Jahrhunderts kam die Zigarre auf den Markt. Während die Pfeife aufwendig gestopft werden musste, war die Zigarre bereits fertig und konsumierbar. Die Beschleunigung der Produktion von Waren und das Konsumverhalten des Warenstroms von immer größerer Dichte und Geschwindigkeit der Zeit, spiegelte sich auch in der Verbreitung der Zigarre und im Rauchen wieder.[14]

Dabei bleibt auch die Zigarre zunächst den Männern vorbehalten und ist weiterhin Symbol der patriarchalischen Gesellschaft. Genauso wie die Pfeife wird die Zigarre aufgrund ihrer Rauchentwicklung nur in dafür vorgesehenen Räumlichkeiten geraucht. Als sich das Rauchen Zugang zur eigenen Wohnung verschafft hatte, wurde auch dort ein entsprechendes Zimmer eingerichtet, das sog. „Herren- und/oder Arbeitszimmer".

Mit dem Einzug der Zigarette in der zweiten Hälfte des 19. Jahrhunderts erfährt der Tabakkonsum in Form von Rauchen eine völlige Wende. Das Rauchen nimmt einen wahren politisch-emanzipatorischen Symbolcharakter ein: Rauchverbote in der Öffentlichkeit wurden aufgehoben, der Tabakkonsum verbreitete

---

[11] Hengartner, T.: Genussmittel, a.a.O., S. 198.
[12] Vgl. Schivelbusch, W.: Das Paradies, der Geschmack und die Vernunft, a.a.O., S. 158.
[13] Vgl. Hengartner, T.: Genussmittel, a.a.O., S. 198–199.
[14] Vgl. Schivelbusch, W.: Das Paradies, der Geschmack und die Vernunft, a.a.O., S. 123.

sich weiter und etablierte sich nun endgültig in allen gesellschaftlichen Schichten. Die soziale Verallgemeinerung wurde durch die Zigarette vorangetrieben und Rauchen war nicht länger den Männern vorbehalten. Auch Frauen rauchten fortan Zigaretten (zunächst im Privaten, dann auch zunehmend mehr in der Öffentlichkeit). Es war nicht mehr nur erlaubt, sondern nun gesellschaftlich voll akzeptiert.[15] Zigarettenrauchende Frauen wurden fortan sogar werbewirksam auf Plakaten abgebildet

Während das Rauchen von Pfeifen und Zigarren nun mehr zum Sinnbild des Nostalgischen, der Behäbigkeit geworden sind, stellt die Zigarette mit ihrem äußeren Erscheinungsbild Vereinfachung, Leichtigkeit und Schnelligkeit dar.

Zwar galt das Rauchen weiterhin als beruhigend und konzentrationsfördernd, doch die ursprünglich medizinische Wirkung des Tabaks war nun vollends in den Hintergrund getreten. In der Nachkriegszeit Deutschlands hatte der Zigarettenkonsum, bzw. das Rauchen eine solche Bedeutung erlangt, dass die „amerikanische Zigarette nicht nur das Maß aller Dinge war, sondern kurzzeitig gar als Ersatzwährung fungierte"[16].

Seit dem Ende des 20. Jahrhundert rückt der Tabakkonsum und die Problematisierung dessen zunehmend mehr in den Fokus der Gesundheitsdiskussion. Einhergehend vollzieht sich eine weitere Wandlung im Kontext zum Tabakkonsum. Von der medizinischen Heilpflanze zum Genussmittel, wird der Tabak nun vielmehr mit dem Begriff der Sucht in Verbindung gebracht. Dieses veränderte den Umgang mit der Thematik einmal mehr.

Der sich verändernde Umgang mit dem Tabakkonsum

Mit der Einführung des Tabaks gab es auch stets Tabakgegner. Kein anderes Genussmittel hat bis in die heutige Zeit einerseits sowohl so viele Bedeutungs- und Deutungszuschreibungen erhalten, andererseits eine solch anhaltende und einschneidende Dichotomisierung erfahren wie der Tabak.

---

[15] Vgl. Schivelbusch, W.: Das Paradies, der Geschmack und die Vernunft, a.a.O., S. 132, 137.
[16] Hengartner, T.: Genussmittel, a.a.O., S. 204.

17.–19. Jahrhundert

Spätestens seit Anfang des 17. Jahrhunderts sprechen sich verschiedene Seiten gegen den Tabakkonsum, insbesondere das Rauchen aus. Ausgesprochene Rauchverbote wurden zunächst mit sachlichen Begründungen gerechtfertigt. Da die meisten Häuser aus Holz gebaut wurden, bestand hier Feuergefahr.[17] Des Weiteren trug – wie bereits oben erwähnt - die immense Rauchentwicklung der Pfeifen und Zigarren dazu bei, dass Rauchen in der Öffentlichkeit verpönt war.

Geistliche sahen im Tabak ein aus dem Heidentum importiertes Teufelskraut und Gelehrte wiesen analog zum Alkohol auf die Folgen des übermäßigen Tabakkonsums hin.[18] Der eigentliche Aspekt des Konsums spielte nicht so sehr die tragende Rolle, als vielmehr den des übermäßigen Gebrauches.

Den Tabakkonsum von staatlicher Seite aus zu verbieten – so wie beispielsweise im Osmanischen Reich zu Beginn des 17. Jahrhunderts, wo der Tabakkonsum bei Todesstrafe verboten wurde[19] –, konnte sich nur kurzfristig halten und ein Verbot von Tabak konnte sich zu keiner Zeit durchsetzen. Nicht zuletzt, weil auch die Obrigkeiten aktive Konsumpraxis betrieben, was im Widerspruch zur restriktiven Gesetzgebung stand.

- Der Tabak als Genussmittel hatte sich durchgesetzt und ist somit zu einem wichtigen Bestandteil in sämtlichen Bereichen geworden:
- Für den Konsumenten, wie oben beschrieben, als Genussmittel und als emanzipatorisches Symbol.
- Im Handel, dessen Macht nicht mehr zu unterbinden war.
- Für die Obrigkeiten, die Tabak zunehmend mehr als Einnahmequelle sahen, mit dem Aufbau staatlicher Monopole auch fiskalischen Zugriff hatten und somit unter staatlich-finanzielle Kontrolle brachten.[20]

Ab dem 19. Jahrhundert rückte die Gesundheitsdiskussion beim Rauchen immer mehr in den Vordergrund.

---

[17] Vgl. Schivelbusch, W.: Das Paradies, der Geschmack und die Vernunft, a.a.O., S. 137.
[18] Vgl. Hengartner, T.: Genussmittel, a.a.O., S. 199.
[19] Vgl. Ebd.
[20] Vgl. Ebd., S. 199, 211.

20.–21. Jahrhundert

Neben ideologischen Bedenken seitens des Bürgertums und dem Widerstand gegen das Rauchen von Kindern und Jugendlichen, wurde der Tabakkonsum zunehmend mehr zum Thema der Gesundheits-, und Sozialpolitik.

Neben verschiedenen anderen Substanzen, erscheinen insbesondere Nikotin und Teer als zentrale Wirkstoffe des Tabaks und rückten somit ins Zentrum der Gesundheitsdiskussion. Verbindungen zwischen Nikotin[21] und Sucht sowie Teer und Lungenkrebs stehen dabei als ursächliche Verbindung im Vordergrund. Dabei fand erneut eine Umwertung des Tabakkonsums statt: vom Genussmittel, über die Gesundheitsfrage bis hin zum Suchtmittel. Soziale und kulturelle Faktoren, Lebensstile, Lebensumstände und symbolische Bedeutungen des Rauchens rücken dabei zunehmend mehr in den Hintergrund oder werden gar nicht mehr berücksichtigt.[22]

Bei der Gesundheitsdiskussion stehen sich nun nicht mehr nur die Tabakkonsumenten und Tabakgegner gegenüber, sondern vielmehr zieht sich die Frage des Umgangs mit dem Thema auch in die Industrie und mehr denn je bis in die Politik. Die Zigarettenindustrie stellte sich zunächst hinter den Gesundheitsaspekt, versuchte aber das Gift-Argument dadurch zu entkräften, indem sie nikotinfreie Zigaretten und Zigarren entwickelten und auf den Markt brachten. Auf Seiten der Konsumenten änderte dieses jedoch nichts. Die Tabakkonzerne und Staatsmonopole sind derweilen zu einem mächtigen Pfeiler der Industrie geworden und beeinflussen die Produktion und den Handel.[23]

Von staatlicher Seite aus fanden die Reaktionen auf verschiedenen Ebenen statt. Einerseits wurden Verbote (wie zunächst Werbeverbote im TV und in Zeitschriften) ausgesprochen, später kamen große aufgedruckte Warnhinweise auf die Verpackungen von Tabak, Zigaretten, etc. hinzu und die Steuern wurden massiv erhöht. Mit der Erhöhung der Steuern und somit auch der Verbraucher-

---

[21] Nikotin ist ein pflanzliches Alkaloid und somit toxisch. Von seiner Physiologie her wirkt Nikotin auf das vegetative Nervensystem sowohl erregend als auch lähmend. Es erhöht die Herzfrequenz und die Gefäßkonzentration. Die Nikotinwirkung verringert die Muskelspannung, regt die Atmung an und wirkt darüber hinaus auf den Magen-Darm-Trakt durch die Stimulierung der Verdauungsbewegungen. Vgl. Hengartner, T.: Genussmittel, a.a.O., S. 194.

[22] Vgl. Hengartner, T.: Genussmittel, a.a.O., S. 195.

[23] Vgl. Hengartner, T.: Genussmittel, a.a.O., S. 211.

preise kamen andererseits aber auch weitere Einnahmen für den Staat und somit konnten andere politische Interessen finanziert werden.

In den 50er Jahren des 20. Jahrhunderts wurden breit angelegte medizinische Studien zum Zusammenhang zwischen Rauchen und gesundheitlichen Risiken – insbesondere der Krebserkrankungen – durchgeführt. Die Ergebnisse dieser Untersuchungen wurden durch weitere Studien belegt[24] und die Gesundheitsrisiken durch das Rauchen wurden kaum mehr angezweifelt. Rauchen wurde zu einem Risikofaktor.[25]

Die Weltgesundheitsorganisation (WHO) thematisierte das Rauchen Mitte des 20. Jahrhunderts. 1971 forderte die WHO erstmalig dazu auf, das Rauchen einzuschränken. Dabei wurde der Konsum explizit nicht unter die Sucht gestellt, denn die psychoaktive Wirkung reiche nicht aus, um Tabak zu den „abhängig machenden Drogen"[26] zu zählen. Während seit 1986 zunehmend mehr der Tabakkonsum mit Sucht in Verbindung gebracht wird und 1988 das Rauchen auf die Nikotinaufnahme beschränkt wurde, wurde 1989 auf einer WHO organisierten Konferenz in Genf, Tabak in die Liste der ICD als „Abhängigkeit produzierenden Drogen" aufgenommen und die Tabak-, bzw. Nikotinabhängigkeit zu einem eigenen Krankheitsbild erklärt.[27]

Das Rauchen war nunmehr nicht „nur" Risikofaktor, der zu Krankheiten führen konnte, sondern vielmehr war der Raucher selbst krank, ein Nikotinsüchtiger, der einer Therapie bedürfe.

Diese Neubewertung des Rauchens und die Akzeptanz des Suchtbegriffes führte dazu, dass zum einen der politische Druck in Richtung „Rauchfreies Leben" erhöht wurde, zum anderen die Gesundheitsdiskussion um den Tabak in Richtung Prävention und Rauchentwöhnung noch heute weitergeführt wird. Der Raucher ist zum Gegenstand der Suchttherapie geworden:

---

[24] Weiteres siehe: Schmidt-Semisch, Henning: Vom Tabakgenuss zur Nikotinsucht – Zum Paradigmenwechsel in der Tabakpolitik / Originalarbeit S. 24 – 32, Wiener Zeitschrift für Suchtforschung, Jg. 25, 2002 Nr. 4.
[25] Vgl. Schmidt-Semisch, Henning: Vom Tabakgenuss zur Nikotinsucht, a.a.O., S.25.
[26] Vgl. ebd., S. 26.
[27] Vgl. ebd..

> „Die Rauchentwöhnung ist eine enorm schwierige – und selten erfolgreiche – Angelegenheit. Sie wird damit zum Paradigma für jede Suchttherapie überhaupt."[28]

Mit dem Aufkommen der Frage des Passivrauchens Mitte/Ende des 20. Jahrhunderts erhielt die Tabakfrage noch einmal mehr eine weitere Problematisierung und vor allem mediale Präsenz in Form von Kritik. Es ging nicht mehr „nur" um die Schädlichkeit des individuellen Konsums, sondern vielmehr auch darum, Unbeteiligte vor dem Rauchen zu schützen.[29] So wurden Anti-Raucher-Kampagnen gegründet und das Rauchen zunehmend wieder aus öffentlichen Bereichen verdrängt. Anfang des 21. Jahrhunderts wurde das Bundesnichtraucherschutzgesetz erlassen und Rauchverbote in bestimmten Zonen der Öffentlichkeit ausgesprochen.

Schlussbemerkung

Die Frage stellt sich, wie weiter mit der „Raucherfrage" umgegangen wird. Die Fronten haben sich zunehmend verhärtet.

Auf der einen Seite wird die Zigarettenindustrie zu einem „Feindbild" erklärt, Raucher werden zu einem „vermeidbaren Risikofaktor", aber auch gleichzeitig als „Süchtige" angesehen. Aufgrund der Entwicklung – gerade im letzten Jahrhundert – werden staatliche Eingriffe gefordert. Andererseits profitiert aber nicht zuletzt der Staat durch die Einnahmen der Steuern und „verdient" an dem „vermeidbaren Risiko" und/oder an den „Süchtigen".

Wie also wäre dieser Konflikt zu lösen? Wird der Druck auf den Staat so groß, dass er weitere Repressionen durchsetzt und somit evtl. auch finanzielle Einbußen erfährt? Oder ist es vielmehr so, dass aus dem Genussmittel „künstlich" eine legale Droge wurde, weil die Medien das Thema dermaßen „dramatisierten" und der Konsum dadurch erst zu einem Problem im Bewusstsein wurde?

Dass Rauchen zu gesundheitlichen Schädigungen führen kann, ist spätestens seit Mitte des letzten Jahrhunderts bekannt und dennoch wird der Tabak weiterhin konsumiert, insbesondere geraucht. Zu keiner Zeit konnte bisher der Tabak

---

[28] Schmidtbauer, W.: Handbuch der Rauschdrogen, a.a.O., S. 166.
[29] Vgl. Hengartner, T.: Genussmittel, a.a.O., S. 214.

komplett verboten und/oder verbannt werden. Wie bereits oben erwähnt, wird der gesellschaftliche Kontext beim Tabakkonsum nicht mehr verfolgt. Rauchpraktiken, kulturelle und soziale Bedeutungen des Rauchens etc., und damit auch den Tabak als Genussmittel zu sehen, sind vollends in den Hintergrund getreten. Das Rauchen wird derweilen auf die Nikotinaufnahme beschränkt und somit steht der gesundheitliche Aspekt im Vordergrund. Bei dieser alleinigen Sichtweise wird die Akzeptanz als Suchtmittel sicherlich weiter fortschreiten. Und damit stellt sich wieder die Frage, wie dieser Konflikt gelöst werden kann oder ob er überhaupt gelöst werden soll?

Um diesen Konflikt deutlicher darzustellen, bin ich bei der Gliederung dieser Arbeit bewusst so vorgegangen, dass ich im ersten Teil vorrangig auf den Tabakkonsum als solchen eingegangen bin, der den Wandel der Zeit wiederspiegelt und die gesellschaftliche Bedeutung darstellt. Im zweiten Teil bin ich mehr darauf eingegangen, wie sich die Tabakfrage veränderte und wie es dazu kam, dass der Tabak von einem Genussmittel zu einer legalen Droge wurde und sich somit der Schwerpunkt verschoben hat.

Literaturverzeichnis

Hengartner, Thomas; Marki, Christoph Maria: Genussmittel – Eine Kulturgeschichte; Frankfurt am Main und Leipzig, Insel Verlag, 2001

Schivelbusch, Wolfgang: Das Paradies, der Geschmack und die Vernunft – Eine Geschichte der Genußmittel; Frankfurt am Main, Fischer Taschenbuch – Verlag GmbH, 8. – 9- Tausend: Mai 1995

Schmidbauer, Wolfgang; vom Scheidt, Jürgen: Handbuch der Rauschdrogen; Frankfurt am Main, S. Fischer – Verlag GmbH, 2004

Schmidt – Semisch, Henning: Vom Tabakgenuss zur Nikotinsucht – Zum Paradigmenwechsel in der Tabakpolitik, Originalarbeit S. 25–32; Wiener Zeitschrift für Suchtforschung, Jg. 24, 2002, Nr. 4

Onlinequelle

Bundeszentrale für gesundheitliche Aufklärung (BzgA) / Kröger, Christoph: Rauchentwöhnung in Deutschland – Grundlagen und kommentierte Übersicht, Gesundheitsförderung konkret: Bd. 2; Köln: BtgA, 2001
Als PDF – Dokument online zu beziehen:
http://www.bzga.de/infomaterialien/gesundheitsfoerderung-konkret/band-2-raucherentwoehnung-in-deutschland/ (03.06.10)

Nationale und Internationale Geschichte der
Tabakregulierung
von Tobias Wagner

Einleitung

Tabakkonsum ist als wichtigste Ursache vermeidbarer Todesfälle in der Europäischen Union jährlich für rund 650 000 vorzeitige Todesfälle verantwortlich. Die Weltgesundheitsorganisation (WHO) ging 2011 davon aus, dass weltweit in diesem Jahr fast sechs Millionen Menschen an den Folgen von Tabakkonsum sterben würden.[30] In Deutschland sterben außerdem jährlich mehr als 3300 Nichtraucher[31] an den Folgen des Passivrauchens.[32]

Trotz solcher Zahlen betrug der Anteil der Raucher an der deutschen Gesamtbevölkerung im Jahr 2005 etwa 30,1 %.[33] Tabakgenuss birgt also allgemein bekanntermaßen einerseits für den Konsumenten, und im Falle des Tabakrauchens[34] auch für unbeteiligte Dritte, ernstzunehmende gesundheitliche Risiken, ist aber andererseits in weiten Teilen der Gesellschaft etabliert und, von der drittschädigenden Wirkung einmal abgesehen, wohl auch weitestgehend toleriert.

Auf den ersten Blick muss dies paradox anmuten, allerdings verknüpft die allgemeine gesellschaftliche Sicht mit dem Rauchen nicht nur negative Aspekte. So gilt Rauchen z.B. als kommunikativ, seitens der Medizin ist auch eine körpergewichtsreduzierende und stimmungsverbessernde Wirkung durch Tabakkonsum anerkannt.[35] Dass Tabakkonsum aus dem Alltagsbild kaum wegzudenken ist, dürfte aber zum Großteil an der jahrhundertealten Tradition des Rauchens liegen. Selbst in der höchstrichterlichen deutschen Rechtsprechung wird stellenweise ein grundsätzliches Recht des Rauchers auf den Konsum von Tabak als kultureller Bestandteil unserer Gesellschaft wahrgenommen. In der Darlegung seiner Gegenmeinung zu einem Urteil des BVerfG zum Nichtraucher-

---

[30] Pressemitteilung der Europäischen Kommission vom 27. Juli 2011: „Tabakerzeugnisse: 85.000 Antworten auf Konsultation – Bericht der Kommission wird veröffentlicht."
[31] Pötschke-Langer/Kahnert/Mons/ua., Tabakatlas Deutschland 2009, S. 48.
[32] Der Begriff „Passivrauchen" bezeichnet das Einatmen von Tabakrauch aus der Raumluft. – Ebd.
[33] Pötschke-Langer/Kahnert/Mons/ua., a.a.O., S. 31.
[34] Die Begriffe „Tabakkonsum" und „Tabakrauchen" dürfen zwar nicht synonym verstanden werden, Zigaretten stellen aber mit 96% den weltweit absolut überwiegenden Anteil am gesamten Tabakkonsum dar. Noch nicht eingerechnet sind hier Zigarren, Zigarillos, Pfeifentabak und Wasserpfeifentabak. Rauchlose Tabakprodukte spielen also eine stark untergeordnete Rolle im weltweiten Tabakkonsum. – Pötschke-Langer/Kahnert/Mons/ua., a.a.O., S. 12, 13.
[35] Musk/De Klerk, Respirology, 2003, Heft 8, S. 289.

schutz in Gaststätten, schreibt etwa BVR Masing: „Auch wenn der Tabakkonsum überaus gesundheitsschädlich und der Genuss von Tabak wie der Genuss jeder Droge unvernünftig ist und auch wenn er einen großen Teil der Raucher in bedrückende Abhängigkeit bringt, so ändert das nichts daran, dass er als Bestandteil unserer Kultur von der allgemeinen Handlungsfreiheit geschützt ist."[36]

In Anbetracht der mit ihm einherschreitenden Gefahren ist evident, dass der Umgang mit Tabak seitens des Gesetzgebers kontrolliert werden muss. Wie weit staatliche Regulierungsmechanismen dabei gehen dürfen und ab welchem Punkt das erforderliche Maß notwendiger Eingriffe überschritten ist, so dass sich der Gesetzgeber in den Bereich von paternalistischer Bevormundung begibt, ist naturgemäß zwischen Gegnern und Befürwortern des Tabakkonsums stark umstritten. Ein weiterer von staatlicher Seite zu berücksichtigender Aspekt, sind die enormen Steuereinnahmen, die durch den Tabakkonsum generiert werden. Die Tabaksteuer ist nach der Energiesteuer die ertragreichste besondere Verbrauchssteuer.[37]

Die Tabakregulierung ist dementsprechend seit ihrer ersten Stunde ein Produkt von Abwägungen zwischen gesetzlichem Eingriff und zugestandener Selbstbestimmung, und zwischen Kosten und Nutzen der Billigung des Tabakkonsums.

Die vorliegende Arbeit stellt die geschichtliche Entwicklung der Tabakregulierung vor allem in nationaler aber auch internationaler Hinsicht chronologisch seit der Entdeckung der Tabakpflanze bis heute dar, wobei sich die Darstellung internationaler Tabakregulierung auf Europa und die Vereinigten Staaten richtet. Die Arbeit versteht sich dabei freilich nicht als abschließende Aufzählung sämtlicher national oder international verabschiedeter Tabakregulierungsgesetze, vielmehr vermittelt sie anhand wichtiger Beispiele einen Überblick darüber, inwiefern sich die obrigkeitlichen Reaktionen auf die Tabakbegeisterung des Volkes in Form von Gesetzgebungen und deren jeweils zugrundeliegenden Intentionen im Laufe der Zeit verändert haben, und wie die Tabakregulierung zu ihrem Status quo gelangt ist.[38]

---

[36] BVerfGE, 121, 317 (387)

[37] Die Einnahmen aus der Tabaksteuer betrugen im Jahr 2011 rund 14,4 Mrd. Euro – Statistisches Bundesamt, Absatz von Tabakwaren, 2011, Tabelle 1.4, S. 14.; Der deutsche Tabakmarktwert stieg im Jahr 2010 um 2,9 % auf etwa $ 38,6 Mrd. – Datamonitor, Industry Profile: Tobacco in Germany 2011, S. 2.

[38] Zur umfangreichen Auseinandersetzung mit der Geschichte des Rauchens im Allgemeinen empfiehlt sich Conte Corti: Geschichte des Rauchen, Die trockene Trunkenheit, und Goodman: Tobacco in History, The cultures of dependence.

Im Verhältnis ausführlicher als die frühen Maßnahmen der Neuzeit wird die Tabaksituation im Dritten Reich und die Entwicklung der steuerlichen Regulierung in der BRD dargelegt, bevor die Arbeit nach einem kurzen Abriss der europaweiten Regulierung und der Situation in den USA in der zweiten Hälfte des 20. Jh. abschließt.

Entdeckung der Tabakpflanze zu Beginn der Neuzeit und Globalisierungsprozess

Entgegen einer untergeordneten Ansicht[39], schritt nach einhelligem Forschungsstand die Entdeckung des Tabaks[40] durch die alte Welt mit der Entdeckung Amerikas einher[41]: Der erste Kontakt eines Europäers mit der Pflanze erfolgte durch Christopher Kolumbus, als dieser am 15.10.1492 von einem Indianer ein Bündel getrockneter Tabakblätter geschenkt bekam.[42]

Die gezielte Suche der Spanier nach neuen Heilkräutern in den entdeckten Gebieten[43] sowie die mannigfaltigen, von den Ureinwohnern erlernten Anwendungs- und Verabreichungsmöglichkeiten des Tabaks[44], führten von diesem Zeitpunkt an zu einer bemerkenswert schnellen Adaption des Tabakkonsums durch die spanischen Kolonialisten. Tabak wurde von Nord- und Mittelamerika nach Europa überführt und binnen 100–120 Jahren von Reisenden, Seeleuten und Soldaten in der gesamten damals bekannten Welt verteilt.[45] Weniger als ein halbes Jahrhundert nach der Kontaktaufnahme durch Kolumbus mit der Pflanze, findet sich etwa in den Unterlagen eines Lissabonner Gerichts die erste offizielle Erwähnung von Tabak in Europa.[46] Anerkannt als wirksame Heilpflanze gegen

---

[39]Balabanova, Antike Welt, 1994, S. 282 ff.

[40]Als „Tabak" werden die Arten Nicotiana tabacum und Nicotiana rustica bezeichnet, die in Form verschiedener Sorten weltweit kultiviert werden. Der Gattungsname ist nach dem franz. Diplomaten Jean Nicot (1530 – 1600) gewählt, der selbst als einer der ersten Europäer Tabak anbaute. – Hiller/Bickerich, Arznei- und Giftpflanzen, S. 154.

[41]Menninger, Genuss im kulturellen Wandel, I.2.1., S. 69.

[42]Goodman, Tobacco in History, Part I 3, S. 37.

[43]ebd.

[44]Vorwiegende Konsumformen waren das Tabakrauchen, -schnupfen, -kauen und -trinken, wobei das Rauchen unter den Ureinwohnern am verbreitetsten war. Medizinisch wurde in entsprechend hoher Dosierung vor allem die beruhigende und antiseptische Wirkung genutzt. – Menninger, a.a.O., I.2.1., S. 69, 71.

[45]Zimmermann, Die Tabaksteuer, II.3.1., S. 12.

[46]Goodman, a.a.O., Part I 3, S. 37.; Zur Geschwindigkeit der Verbreitung des Tabaks: Der in Lissabon tätige Tabakenthusiast Nicot trug auf diplomatischem Wege zur Verbreitung des Tabaks zwischen Portugal und Frankreich um 1560 bei, der päpstliche Nuntius Kardinal Prospero di Santa Croce versandte Tabak 1561 vom portugiesischen Hof nach Rom, 1565

eine Vielzahl an Beschwerden[47] wurde Tabak 1570 bereits in Belgien, Spanien, Italien, der Schweiz und in England[48] kultiviert, gegen Ende des 16. Jh. auch in Indien, Java, Japan, West Afrika, auf den Philippinen und in China.[49]

Wie schon bei den amerikanischen Ureinwohnern, erfüllte dabei der Tabak weltweit fast von Beginn seiner Entdeckung an[50] neben dem Einsatz als Heilmittel auch die profanere Rolle eines Konsumguts in Form eines Genuss- und Rauschmittels.[51] Der hedonistische Anstrich, den sich der Raucher durch das Streben nach der entspannenden Wirkung des Nikotins verlieh[52], das Erscheinungsbild des Rauchenden in Form eines Nebelschwaden ausstoßenden Menschen[53], die Geruchsentwicklung und nicht zuletzt die Angst vor Brandgefahr[54] führten neben anderen, weniger vorherrschenden Gründen dazu, dass Tabakkonsum im Allgemeinen, vor allem aber das Rauchen, von der ersten Stunde an in der gesellschaftlichen Rezeption und seitens der Obrigkeiten zu Kontroversen darüber führte, wie mit dem Konsum umzugehen und wie er zu regeln sei. Die Spaltung der Gesellschaft in Tabakgegner und -befürworter hat quasi eine über 500-jährige Tradition.

---

erhielt der Augsburger Stadtphysiker Occo Tabakblätter vom französischen Hof und sandte diese weiter in die Schweiz zu befreundeten Kollegen. – Menninger, a.a.O., II.3.2., S. 154 f.

[47] Goodman, a.a.O., Part I 3, S. 44.

[48] Die Briten kamen erstmals durch Plünderungen spanischer Schiffe in den Kontakt mit Tabak. – Musk/De Klerk, a.a.O., S. 287.

[49] Von China aus erfolgte die Weiterverbreitung in die Mongolei sowie nach Sibirien. – Goodman, a.a.O., Part I 3, S. 37.

[50] Zwar wurde die Tabakpflanze in Europa zunächst eher als Zier- und Heilpflanze angesehen, doch noch im 16. Jh. begann sich der Tabakgenuss durchzusetzen. – Ueltzhöffer, Die staatliche Einflussnahme auf den Tabakkonsum von Kindern und Jugendlichen in Deutschland, 1.1., S. 5, 6; Das älteste Zeugnis über das Rauchen in Deutschland stammt von einem Franziskanermönch aus dem Jahr 1587: „Die Soldatt außm spanischen lant stoltzyren allhiero umher und fressen feuer zambt deme rauch und daß domp vollk obwundert sich schier" – Zitiert nach: Conte Corti, Geschichte des Rauchens, S. 99.

[51] Menninger, a.a.O.., I.2.1., S. 72.

[52] Proctor, Blitzkrieg gegen das Rauchen, S. 203.

[53] Hier lag die Assoziation zu Höllenqualm und Teufel nicht sehr fern. – Wippersberg, Der Krieg gegen die Raucher, S. 39.

[54] Proctor, a.a.O., S. 203.

Historische Entwicklung von Rauchverbot und Tabakbesteuerung in der Neuzeit[55]

Die Maßnahmen zur Tabakregulierung der jeweiligen Gesetzgeber beschränkten sich in der Neuzeit de facto auf Rauchverbote unter der Androhung teils drakonischer Strafen[56] und auf unterschiedliche Formen der Tabakbesteuerung mit dem Ziel fiskalischer Einnahmeerzielung einerseits und gesellschaftlicher Verbrauchslenkung andererseits.

Maßnahmen im Europa der frühen Neuzeit[57]

Frühneuzeitliche Tabakkonsumverbote

Im Jahre 1589 verbot ein Schreiben des Konzils in Mexiko der Geistlichkeit vor dem Lesen der heiligen Messe und jedem anderen Menschen vor der heiligen Kommunion jedwede Art von Tabakkonsum aus Gründen der Ehrfurcht vor der heiligen Eucharistie. Ein Jahr später wurde mit Exkommunikation bedroht, wer „in Sankt Peter zu Rom Tabak in irgendeiner Weise"[58] zu sich nahm. Auf weltlicher Ebene wurden die ersten Tabakkonsumverbote Anfang des 17. Jh. erlassen.

König James I. von England: A Counterblaste to Tobacco – Signalwirkung seines Pamphlets

Das Toback-Trinken, wie Tabakrauchen damals genannt wurde, verbreitete sich zunächst flächendeckend von Frankreich und Holland aus Anfang des 17. Jh. über Europa. Auch wenn das erste Zeugnis über Rauchen in Deutschland aus dem Jahre 1587 datiert (Anm. s. o.), waren es in erster Linie die rauchenden Soldaten, die im Zuge des Dreißigjährigen Krieges das Rauchen verbreiteten und nach Deutschland brachten.[59]

---

[55] 16. - 19. Jh.

[56] Schlimmstenfalls wurde der Tabakkonsum mit dem Tode bedroht. Der türkische Sultan Murad IV. (1612–1640) etwa ließ im 17. Jh. angeblich bis zu 25.000 Raucher hinrichten, der persische Schah Abbas I. (1571–1629) ließ Rauchern Nase und Lippen abschneiden. – Wippersberg, a.a.O., S. 40.

[57] 16. bis 18. Jh.

[58] Zitiert nach: Böse, Im blauen Dunst, S. 46.

[59] Ueltzhöffer, a.a.O., I.1., S. 6.

Nachdem zunächst das Tabakschnupfen in höfischen Kreisen praktiziert wurde, machte das Rauchen[60] erst Sir Walter Raleigh (1554–1618) in der High Society salonfähig, der es sich als Gründer der ersten englischen Kolonie in Amerika (Virginia) und als Günstling der Königin Elisabeth I. erlauben konnte, diese bis dato verpönte Art des Tabakgenusses zu pflegen. Innerhalb kürzester Zeit avancierte das Rauchen neben Tanzen, Jagen, Reiten und dem Kartenspiel zu den Künsten des Edelmannes.[61]

Mit der europaweiten Masse an Rauchern formierten sich auch die Gegner, an deren Spitze sich König James I. von England stellte. Seine Werke „A Counterblaste to Tobacco" von 1604[62] und „Misocapnus sive de abusu tobacci" von 1619[63] (vor allem ersteres) entsprachen zwar keinem expliziten Konsumverbot in Form einer Gesetzgebung. James I. entfachte mit seinem Appell jedoch ein enormes Echo und legte den Grundstein für ein Umdenken seitens der Gesetzgeber[64], das in Verbindung mit praktischen Gründen wie der Brandgefahr und dem Schutz vor pekuniären Problemen der Untertanen, zu einer Vielzahl an Rauchverboten in den folgenden Jahren führte: Tabakverbote wurden erlassen in Dänemark und Schweden 1632, Frankreich 1635, Neapel 1637, Sizilien 1640, im Kirchenstaat 1642, Kursachsen und Bamberg 1653, Bern 1659 und weiteren Ländern.[65] In Württemberg 1656 war der Verkauf von Tabak nur noch zu medizinischen Zwecken in Apotheken gestattet, wie in Sachsen 1653.[66]

Als konkrete Maßnahme in Form eines Quasirauchverbots („indirekte Prohibition"[67]), ordnete James I. im Jahre 1604 die Erhöhung des Einfuhrzolls für Tabak um 4000 % an. Mit einem 1621 erlassenen Gesetz wurde außerdem der Anbau von Tabak in England verboten.[68] Ansonsten beließ er es bei seinem Pamphlet,

---

[60]Tabakrauchen meint zu dieser Zeit das Rauchen mit der Pfeife, in Deutschland z.B. taucht die Zigarre erst in den 1780ern auf. – Dieterich, Dicke Luft um Blauen Dunst, S. 20.

[61]Wippersberg, a.a.O., S. 23 f.

[62]Menninger, a.a.O., VI.1.1., S. 374.

[63]dt.: „Rauchhasser oder über den Missbrauch des Tabaks" – vgl. Wippersberg, a.a.O., S. 24.

[64]Der Qualm sei „loathsome to the eye, hatefull to the nose, harmfull to the brain, […] daungerous to the lungs", so James I. in „A Counterblaste to Tobacco". – Zitiert nach: Menninger, a.a.O., IV.2.2., S. 265; Tabakrauchen sei eine Nachäfferei der Barbaren. – Conte Corti, a.a.O., S. 72.

[65]Menninger, a.a.O., VI.1.1., S. 374.

[66]Ueltzhöffer, a.a.O., I.1., S. 7.

[67]Vgl. Hess, Rauchen, S. 21.

[68]Nat. Commission on Marihuana and Drug Abuse: History of Tobacco Regulation, Regulation of Production.

das mit religiösen, moralischen und gesundheitlichen Aspekten eine wesentliche Grundlage der Argumentationen von Tabakgegnern der folgenden Jahrhunderte bildete.[69]

Die Genese der Tabakpolitik frühneuzeitlicher Europäischer Obrigkeiten am Beispiel des Kantons Bern, 1659–1739

Die Prohibitionspolitik blieb ganz überwiegend erfolglos. Inwiefern die Gesetzgeber auf die Tatsache reagierten, dass Rauchverbote faktisch auch unter Androhung empfindlicher Strafen nicht durchzusetzen waren, lässt sich exemplarisch am Beispiel des Kantons Bern zeigen: Die Berner Regierung verhängte 1659 ein Verbot des Verkaufs von Tabak zu Genusszwecken. Als Gründe wurden angeführt, dass das Tabakrauchen von einem anfänglich vernünftigen Gebrauch in der breiten Bevölkerung zu einer missbräuchlichen Intensität angestiegen sei, die von schädlicher Wirkung für die Konsumenten sei. Drittens wohne dem Rauchen eine immense Brandgefahr inne, weil etwa auch Dienstpersonal in Ställen und Scheunen rauche, außerdem verlasse durch das Rauchen zu viel Geld das Land in Richtung tabakexportierender Länder.

Nachdem einige Verschärfungen bis 1697 keine Verbesserung zeigten, ruderte die Berner Regierung zurück und erlaubte gegen die Entrichtung einer Kopfsteuer den nichtöffentlichen Konsum von Tabak, bestraft wurde nur noch das Rauchen an Orten mit erhöhter Brandgefahr.

Ab 1719 wurde in Berner Gemeinden Saatgut verteilt nebst Anleitung zum Tabakanbau, ab 1723 war nur noch der Tabakerwerb von heimischen Krämern gestattet, um den Abfluss des Geldes aus dem Land zu stoppen. Die Tabakkommission der Regierung sah 1728 schließlich die heimische Tabakproduktion als etabliert an, so dass schon 1739 der Zehnt auf den Tabak erhoben wurde.[70]

Das Beispiel des Kantons Bern zeigt repräsentativ für andere Obrigkeiten, wie die Einsicht des Gesetzgebers bzgl. seiner faktischen Hilflosigkeit gegenüber der Tabakbegeisterung im Volk zum Versuch führte, finanziell aus dem Laster der Untertanen Profit zu schlagen.[71]

---

[69]Dieterich, a.a.O., S. 15.
[70]Menninger, a.a.O., VI.1.1., S. 375–378.
[71]Menninger, a.a.O., VI.1.1., S. 378.

Auswirkungen des Dreißigjährigen Krieges[72] auf die Tabakkonsumverbote

In Schweden und Dänemark 1632, später in einigen Städten und Kantonen der Schweiz und ab der Jahrhundertmitte auch in Territorien des Reiches selbst, die vom Krieg heftig gezeichnet waren, erließ man außerdem Tabakverbote, um die Existenz der Untertanen angesichts der Kriegsfolgen vor einer finanziellen Gefährdung zu schützen.[73]

Darüber hinaus befeuerte der Krieg zwischen 1618 und 1648 die Neigung der Obrigkeiten möglichst in allen Lebensbereichen sämtliche Gesellschaftsschichten zu disziplinieren und so die Ordnung im Staat zu stärken. Besonders die Kriegsfolgen, später auch die zunehmende Bevölkerungsdichte und Urbanisierung erforderten die individuelle, leistungsorientierte Lebensführung der Untertanen, die im Zuge einer sog. Sozialdisziplinierung[74] erreicht werden sollte.[75]

Die Lasterhaftigkeit des Tabakkonsums stand dem entgegen, Konsumverbote beherbergten demnach insbesondere ab der zweiten Hälfte des 17. Jh. eine erzieherische Intention zur Wahrung der Integrität des Volkes.

Tabakbesteuerung

Im Anschluss an die gescheiterte Verbotspolitik wurden Anfang des 17. Jh. Abgaben auf den Tabak entweder in Form von Tabaksteuern oder von Tabakmonopolen erhoben. Tabakmonopole wurden entweder in staatlicher Eigenregie oder im Wege der Verpachtung an Unternehmer ausgeübt. Im Grundgedanken vereinnahmt beim Monopol der Staat neben der Verbrauchsbesteuerung auch einen Teil des Unternehmergewinns, wobei einzelne Schritte von der Erzeugung der Rohstoffe bis hin zum Tabakverkauf im Einzelhandel aus der Hand des Staates an private Unternehmer übertragen werden konnten.[76]

In Bezug auf die Art der Tabakbesteuerung lässt sich sagen, dass sich die Besteuerung fertiger Tabakwaren (sog. Fabrikatsteuer) erst spät, in Deutschland

---

[72] 1618 - 1648

[73] Menninger, a.a.O., VI.1.1., S. 380.

[74] Gemeint ist die Unterwerfung der Bürger unter eine Disziplin im Interesse des Gemeinwesens als zentrales Anliegen des monarchischen Absolutismus im Sinne Machiavellis. – Oestreich, Geist und Gestalt des frühmodernen Staates, S. 179 ff. (191).

[75] Menninger, a.a.O., VI.1.1., S. 380.

[76] Kempf, Die Rechtfertigung der Tabaksteuer, 1. Teil B.I., S. 100.

erst im 20. Jh., durchgesetzt hat. Frühere Tabakbesteuerungen, bezogen sich hingegen mehrheitlich auf die Rohstoffgewinnung (Rohtabaksteuer).[77]

Tabakbesteuerung und Tabakmonopole als fiskalische Einnahmequelle im frühneuzeitlichen Europa

Der englische König Charles I.[78] belegte 1625 erstmals den aus englischen Kolonien eingeführten Rohtabak mit einem Einfuhrzoll. Dieser wurde 1643 in eine Tabaksteuer umgewandelt, so dass Charles als Begründer dieser Steuer gilt.[79] Mit Einfuhrzöllen wurden nur Waren belegt, die nicht für den sofortigen Reexport vorgesehen waren.[80]

Kardinal Richelieu, leitender Minister Ludwigs XIII., erließ 1629 die Tabaksteuer, um den Konsum der Untertanen einzuschränken und gesundheitlichem Schaden im Volk entgegenzuwirken.[81] Diese sog. Akzise[82] hatte die Eigenschaft, dass neben dem Volk ebenfalls Adel und Klerus belastet werden konnten, ohne dass dabei die Steuerprivilegien besagter Stände angetastet werden mussten.[83]

Vorbildfunktion für das in Europa bald etablierte Tabakmonopolsystem, das sog. Appalto-System[84], hatte der im Jahre 1627 zwischen dem Herzog von Mantua und dem italienischen Händler Tugnoni abgeschlossene Pachtvertrag über ein Verkaufs- und Einfuhrmonopol für Tabak in Italien. Für die Exklusivrechte an Einfuhr, Erzeugung und Vertrieb wurden fix vereinbarte Summen gezahlt, der Händler konnte die Produkte dann frei weiterverkaufen.[85]

Dem für die Obrigkeiten äußerst lukrativen Appalto-System folgten von 1627–1657 fünf weitere italienische Regionen, etwa Venedig 1629[86], danach Portugal 1664, Österreich 1670, Frankreich 1674, später auch Spanien 1730 und Ungarn

---

[77]Kempf, a.a.O., 1.Teil B.I., S. 101.
[78]Regentschaft von 1625 bis 1649 als Nachfolger seines Vaters James I.
[79]Zimmermann, a.a.O., III.2., S. 20.
[80]Menninger, a.a.O., VI.2.1., S. 403.
[81]Böse, a.a.O., S. 157.
[82]Der Begriff „Akzise" bezeichnete eine indirekte Verbrauchssteuer, die ursprünglich städtisch in Form eines Binnenzolls erhoben wurde. – Mann, Steuerpolitische Ideale, S. 50 ff.
[83]Kempf, a.a.O., 1.Teil B.I., S. 99.
[84]Von ital. „Appalto": Auftrag, Auftragsausschreibung.
[85]Hess, a.a.O., S. 27; Das Appalto-System wurde später durch Verbrauchs- und Banderolensteuern abgelöst. – Ueltzhöffer, a.a.O., 1.1., S. 7.
[86]Ebd.

1850.[87] Im Verlaufe des 17. und 18. Jh. führten auch Preußen und viele mittelgroße und kleine deutsche Territorien diese Abgabenform ein.[88]

Auch Länder, die nicht von ihrer Möglichkeit Gebrauch machten, ihre Tabakregie zu verpachten, profitierten finanziell immens von der Tabakindustrie: In Frankreich machte der Gewinn aus dem königlichen Tabakmanufakturwesen in den Jahren 1763–1789 bis zu 7,3% der gesamten Staatseinnahmen aus, in Spanien 25%.[89]

Mit der königlichen Tabakregie in Österreich erwirtschaftete Joseph II. in den Jahren 1784–1835 durchschnittlich 50%igen Profit, wobei auch eine große Motivation bzgl. dieser Einrichtung die Schaffung von Arbeitsplätzen zur Linderung des Bauernelends war.

Tabakbesteuerung und -monopole im frühneuzeitlichen Deutschland

Speziell in Deutschland führte Schlesien 1637 als erstes Land die Tabaksteuer ein, die erste Großstadt folgte ein Jahr später mit Köln.[90]

Danach führte Bayern 1669 eine Tabakgewichtsteuer ein, der zunächst in erster Linie sittliche Leitmotive zugrunde lagen, die aber schon 1675 zugunsten eines Händlermonopols aufgegeben wurde. Von 1692–1717 wurde das Monopol verstaatlicht, 1717 wurde der Tabakhandel freigegeben.[91]

Der bayerische Kurfürst Max Emmanuel nimmt in der deutschen Tabaksteuerpolitik eine spezielle Rolle ein, da er 1717 eine sog. Herdstättensteuer bzw. Herdstättanlage in Kraft setzte, aufgrund derer jeder Haushalt einen Pauschalbetrag unabhängig von seinem tatsächlichen Tabakverbrauch zu entrichten hatte. Weil die Herdstättanlage technisch nichts mit Tabak zu tun hatte, entstand hierdurch im Endeffekt ein Vakuum im Bereich der Genussmittelbesteuerung, das im Zuge der Wiedereinführung des Tabakmonopols ausgefüllt wurde, freilich unter Beibehaltung der ursprünglichen Herdstättanlage.[92]

---

[87]Zimmermann, a.a.O., III.2., S. 21.
[88]Menninger, a.a.O., VI.2.1., S. 403.
[89]Menninger, a.a.O., VI.2.1., S. 405.
[90]Zimmermann, a.a.O., III.2., S. 21.
[91]Kempf, a.a.O., 1. Teil B.II., S. 102.
[92]Nadler, a.a.O., S. 112.

In der Kurpfalz mussten Raucher ab 1699 eine Konzession erwerben. Darüber hinaus war neben dem Tabakkauf auch der Erwerb von Tabakpfeifen mit einem Licent belegt, der sich nach dem Verkaufspreis richtete.[93]

In Preußen unternahm man seit 1719 erste Versuche ein Tabakmonopol zu etablieren, kehrte aber schon wenige Jahre später wieder zur Akzise zurück.[94] Erst zwei Jahre nach dem Siebenjährigen Krieg gründete Friedrich der Große 1765 die General-Tabaks-Pachtungs-Gesellschaft, in der im Sinne eines Monopols alle preußischen Tabakfabrikanten zusammengefasst wurden. Wegen der hohen Pachtsumme musste die Gesellschaft allerdings schon 1766 aufgelöst und unter Regie der preußischen Regierung betrieben werden. In Anbetracht blühenden Tabakschmuggels wegen der überhöhten Endpreise, löste man sich 1786 mit Friedrichs Tod von dem Modell, womit in Preußen im Tabaksektor die freie Marktwirtschaft begann.[95]

Europäische Tabakregulierung in der Napoleonischen Periode bis Mitte des 19. Jh.

Eine der Hauptlasten der französischen Bevölkerung lag in der Tabaksteuer[96], die somit einen Teil des Hasses im Volk begründete, der die Revolution auslöste. In den Jahren nach der Revolution wurden aufgrund der von Napoleon 1806 erlassenen Kontinentalsperre einer befriedigenden Tabakversorgung enge Grenzen gesetzt, wodurch wegen der gleichgebliebenen Nachfrage die Preise stiegen. Außerdem bemühte sich das Volk um Eigenanbau und Tabaksurrogate (etwa Kirschbaumblätter), so dass die Steuereinnahmen drastisch zurückgingen.[97] Um seine Feldzüge zu finanzieren, verfügte Napoleon daher am 29.12.1810 per kaiserlichem Dekret, dass das Tabakmonopol in Frankreich wieder hergestellt sei.

Auch wegen der Abkehr vom Schnupftabak hin zur Zigarre Anfang des 19. Jh. in ganz Europa, vor allem in den französisch besetzten bzw. verwalteten Gebieten, stieg der Tabakkonsum und die damit einherschreitenden Einnahmen deutlich.[98] Die französische Regie verkaufte im frühen 19. Jh. Zigarren an das Volk,

---

[93]Schomburg, Lexikon, S. 373, Stichwort „Tabakspfeifen-Licent".
[94]Ebd.
[95]Menninger, a.a.O., VI.2.1., S. 404.
[96]Conte Corti, a.a.O., S. 229.
[97]Conte Corti, a.a.O., S. 235.
[98]Conte Corti, a.a.O., S. 246.

1829 kurbelten die Briten durch Steuersenkungen auf die Zigarre den Konsum an, 1818 lässt sich auch in Österreich der Einzug der Zigarre nachweisen.[99]

Erlasse gegen das Rauchen zur Zeit nach der Französischen Revolution in Preußen

Nachdem die Rauchverbote in Preußen unter der Besatzung Napoleons in Vergessenheit geraten waren, da die französischen Truppen diesen keine Beachtung schenkten, wurde nach dem Abzug des französischen Militärs sofort im Jahr 1809 an die Verbote erinnert.[100] Zwischen 1809 und der Deutschen Revolution 1848 kam es zu einer Unzahl von Anklagen und Bestrafungen, auch zu sog. Tabakunruhen und Rauchrummeln.[101] Zwar wurden die Verbote 1831[102] und 1837[103] jeweils für einige Monate aufgehoben, weil aus damaliger medizinischer Sicht das Rauchen eine Prophylaxe gegen die Verbreitung der zu dieser Zeit grassierenden Cholera darstellte, das Rauchverbot wurde aber ansonsten von König Friedrich Wilhelm III. konsequent aufrechterhalten, da öffentliches Rauchen mittlerweile als Kundgabe einer revolutionären Gesinnung interpretiert wurde.[104]

Die endgültige Freigabe des Tabakrauchens im Zuge der Bewilligung der bürgerlichen Forderungen durch den König nach der Eskalation der revolutionären Unruhen vom 19.3.1848, zog mit sofortiger Wirkung einen erheblichen Anstieg des Tabakkonsums in der Bevölkerung nach sich.[105]

Zusammenfassend lässt sich sagen, dass mit den Revolutionen 1848 nicht nur weitestgehend die letzten Einschränkungen für Raucher der Vergangenheit angehörten, vielmehr forcierten die Regierungen den Tabakkonsum regelrecht wegen der hohen Einnahmen, die ihnen aus den Monopolen und Steuern erwuchsen. Der vatikanische Kardinalstaatssekretär Giacomo Antonelli etwa erließ 1851 im Kirchenstaat eine Verordnung, in der er ausführte, dass Tabakrauchen von niemandem und in keinster Weise gehindert werden solle, und dass die Ver-

---

[99]Ebd.
[100]Conte Corti, a.a.O., S. 249.
[101]Dieterich, a.a.O., S. 21.
[102]Conte Corti, a.a.O., S. 256.
[103]Conte Corti, a.a.O., S. 263.
[104]Dieterich, a.a.O., S. 22.
[105]Ebd.

teilung rauchfeindlicher Schriften unter Androhung von Zuchthaus untersagt sei.[106]

Entwicklung der Tabaksteuer in den deutschen Einzelstaaten im 19. Jh.

Anfang des 19. Jh. setzten sich in den deutschen Einzelstaaten die Verbrauchssteuern durch, die sich aus den Akzisen entwickelten. In Preußen wurde durch das Stein-Hardenbergsche Reformwerk die Neuordnung der indirekten Steuern betrieben und 1818 die Verbrauchssteuer eingeführt. Das Zoll- und Verbrauchssteuergesetz vom 26.5.1818, belastete eingeführten Tabak mit einem Gewichtszoll[107], seit 1819 erhob Preußen auch auf inländisch angebauten Tabak eine Gewichtsteuer.[108]

Die Gewichtssteuer wurde 1828 durch eine Flächensteuer ersetzt. Damit war Preußen der einzige deutsche Staat, der zur Gründung des Deutschen Zollvereins am 22.3.1833 eine Tabaksteuer erhob.

Zum Ziel der Ermöglichung von freiem Warenverkehr verbrauchsbesteuerter Waren, die nicht durch die Gesetzgebungskompetenz des Zollvereins abgedeckt waren, bildeten die Vertragsstaaten Verbrauchssteuergemeinschaften. Der von Preußen initiierte Tabaksteuerverband umfasste Sachsen, den thüringischen Zoll- und Handelsverein, Kurhessen, Lippe, Braunschweig, Hannover, Oldenburg und Luxemburg.[109] Eine sämtliche Mitgliedsstaaten übergreifende Regelung der Tabakbesteuerung wurde erst 1867 durch den Zollvereinsvertrag zwischen dem Norddeutschen Bund, Bayern, Baden, Württemberg, und Hessen begründet. Auf Grundlage dessen wurde per Bundesgesetz am 26.5.1868 eine einheitliche Tabaksteuer in Form einer Flächensteuer eingeführt.[110]

---

[106]Conte Corti, a.a.O., S. 281.
[107]Kempf, a.a.O., 1. Teil B.III. S. 103.
[108]Böse, a.a.O., S. 161.
[109]Kempf, a.a.O., 1. Teil B.III. S. 104.
[110]Kempf, a.a.O., 1. Teil B.III. S. 105.

Entwicklung der Tabak- und Zigarettenbesteuerung im Deutschen Reich und der Weimarer Republik

Mit der Reichsverfassung vom 15.4.1871 wurden Gesetzgebungskompetenz (Art. 35) und Ertragshoheit (Art. 70) über die gemeinschaftlichen Verbrauchssteuern dem Reich zugeteilt.

Entwicklung der Tabaksteuer im Deutschen Reich und Erfindung der Zigarettensteuer

Eine in den Jahren 1872–1879 eingesetzte Kommission entwickelte aus den verschiedenen bekannten Besteuerungssystemen (Gewichts-, Kontingent-, Lizenz-, Flächen-, Fabrikatsteuer und den Monopolsystemen) eine einheitliche Lösung für das Deutsche Reich, die im Tabaksteuergesetz vom 16.07.1897 ratifiziert wurde.[111] Eingeführt wurde eine Besteuerung von Inlandstabaken in Form einer Gewichtsteuer und für Auslandstabake unterschiedliche Zollsätze für bearbeitete oder unbearbeitete Tabakblätter.[112] Steuergegenstand war der fabrikationsreife Tabak, Steuerschuldner war der Tabakpflanzer.[113]

<u>Monopolisierungsbestrebungen Bismarcks</u>

Die deutsche Reichsregierung um Kanzler Bismarck, unterstützt durch Nationalökonom Adolf Wagner, setzte sich im Anschluss nachdrücklich für ein Reichstabakmonopol ein, durch dessen Mehreinnahmen die Sozialgesetzgebungsabsichten Kaiser Wilhelms I. finanziert werden sollten. Der diesbezüglich eingebrachte Gesetzesentwurf von 1882 wurde allerdings abgelehnt. Die Tabaksteuergesetzgebung blieb letztlich bis zur Reichsfinanzreform 1909 weitestgehend unverändert.

<u>Entwicklung eines Zigarettensteuergesetzes</u>

Das erste Zigarettensteuergesetz wurde im Deutschen Reich am 3.6.1906 verabschiedet.[114] Der veränderte Finanzbedarf Anfang des 20. Jh. in Verbindung mit dem Umstand, dass das deutsche Tabaksteueraufkommen pro Kopf im Vergleich westlicher Nationen in Deutschland am niedrigsten war, bildeten die Hauptgründe für die Einführung dieser neuen Besteuerung nach dem Kleinver-

---

[111] Zimmermann, a.a.O., III.3. S. 22.
[112] Zimmermann, a.a.O., III.3. S. 22.
[113] Kempf, a.a.O., 1. Teil B.IV. S. 106.
[114] Zimmermann, a.a.O., III.3. S. 23.

kaufspreis.[115] Die Zigarettensteuer trat als Sonderbelastung neben die allgemeine Tabaksteuer. Diese Banderolensteuer, die so auch 1953 mit der Tabaksteuergesetzgebung der Bundesrepublik übernommen wurde[116], hatte daher – ähnlich der zur selben Zeit erfundenen Schaumweinsteuer – den Vorteil, dass wohlhabendere Bevölkerungsschichten belangt wurden, da in ärmeren Schichten eher günstiger Pfeifentabak konsumiert wurde.

Im Jahr 1909 wurden im Zuge der Reichsfinanzreform die Zölle für ausländischen Tabak zum Schutz der heimischen Industrie weiter erhöht, im Jahr 1916 wurde zusätzlich ein Kriegsaufschlag eingeführt.[117]

Neuordnung des Tabaksteuerrechts in der Weimarer Republik

Die Weimarer Reichsverfassung vom 11.8.1919 teilte die Steuergesetzgebungskompetenz weitestgehend dem Reich zu, so dass am 12.9.1919 die Deutsche Nationalversammlung eine Neuordnung des Tabaksteuerrechts beschließen konnte. Man entschied sich zugunsten der Vorteile von marktwirtschaftlichem Wettbewerb und aus damit verbundenen fiskalischen Erwägungen gegen eine Verstaatlichung des Tabakgewerbes.[118]

Das am 1.4.1920 in Kraft getretene Tabaksteuergesetz, das die Grundlage unseres heutigen Tabakbesteuerungssystems darstellt[119], zog einen Systemwechsel von der Rohtabaksteuer zur Fertigerzeugnisbesteuerung und von der Gewichts- zur Wertsteuer nach sich. Mit dem Kleinverkaufspreis als Bemessungsgrundlage, wurden Pfeifen-, Kau- und Schnupftabak am niedrigsten und Zigaretten am höchsten besteuert. Die Steuer war vom Hersteller/Importeur durch die Verwendung von Steuerzeichen zu entrichten.[120]

Auch die 1925 auf Rohtabak für die Zigarettenherstellung eingeführte Gewichtsteuer, welche neben die nach dem Kleinverkaufspreis bemessene Steuer trat, zeigt das Bestreben wirtschaftspolitischer Regulierung: Die erneute Sonderbelastung der Zigarette wurde, da schon damals Zigaretten industriell gefertigt wurden, zum Schutz einer steuerlichen Zusatzbelastung kleiner und mittelstän-

---

[115]Kempf, a.a.O., B.IV. S. 108.
[116]Böse, a.a.O., S. 161.
[117]Kempf, a.a.O., B.IV. S. 109.
[118]Zitiert nach: Kempf, a.a.O., B.IV. S. 110.
[119]Zimmermann, a.a.O., III.3. S. 23.
[120]Kempf, a.a.O., B.IV. S. 111.

discher Zigarrenmanufakturen eingeführt. Da außerdem für die Zigarettenherstellung in erster Linie importierter Tabak verwendet wurde, konnten auf diese Weise heimische Kleinbauern geschont werden.[121]

Weiterhin zeigt die Änderung des Tabaksteuergesetzes vom 22.12.1929, dass seit den 20er Jahren im Grunde alle Tabakregulierungsmaßnahmen in wettbewerbslenkender Weise auf bedingungslose Ausreizung der fiskalischen Einnahmeerzielung ausgerichtet waren:

Die Steuersätze wurden insgesamt erhöht, dabei wurde diesmal die wirtschaftskrisengebeutelte Zigarettenindustrie geschont, indem die Steuersätze für Feinschnitt[122] und Pfeifentabak verhältnismäßig stärker angehoben wurden, als für Zigaretten. Zur Sicherung der prognostizierten Steuermehreinnahmen wurden darüber hinaus mittels einer Kontingentierung inländische Zigarettenherstellungsbetriebe von staatlicher Seite zu mehr Rentabilität reguliert. Schließlich war sogar eine Subvention für die Verwendung inländischen Tabaks bei der Zigarrenherstellung vorgesehen.[123]

Tabakregulierung in Deutschland zur Zeit des Nationalsozialismus

Die Einstellung der Regierung gegenüber dem Tabakkonsum der Bevölkerung erlebte in der Zeit des Nationalsozialismus dann eine Zäsur. Laut Reichsfinanzministerium machten die Tabaksteuern 1941 zwar rund ein Zwölftel der gesamten Staatseinnahmen aus und waren damit weiterhin eine enorm wichtige Einnahmequelle für den Fiskus[124], allerdings galt Tabak für die Nationalsozialisten als Gift für das Erbgut, Ursache für Unfruchtbarkeit, Krebs, Herzinfarkte und als Gefahr für die sog. Volksgesundheit.[125]

Entgegen einer unter Wissenschaftshistorikern lang verbreiteten Ansicht, die den Beginn der Tabak- und Gesundheitsforschung in den 1950er Jahren ansiedelte, war es tatsächlich die nationalsozialistische Ärzteelite, die Ende der 30er Jahre schon im Rahmen medizinischer Forschung belegte, dass Tabakkonsum

---

[121]Kempf, a.a.O., B.IV. S. 112.

[122]„Feinschnitt" meint für die Selbstfertigung von Zigaretten bestimmten Rauchtabak. – Vgl. heute § 2 V TabStG

[123]Kempf, a.a.O., B.IV. S. 112.

[124]Proctor, a.a.O., S. 263.

[125]Proctor, a.a.O., S. 200.

süchtig macht und Lungenkrebs verursachen kann.[126] Für den strengen Tabakgegner Adolf Hitler waren die Forschungsergebnisse von Ärzten wie Fritz Lickint[127] oder Angel H. Roffo[128] zusätzliche Motivation um gegen den Tabakkonsum im Volk vorzugehen.

Maßnahmen gegen den Tabakkonsum durch die Nationalsozialisten

Die Maßnahmen der Nationalsozialisten waren ausgesprochen umfangreich, auch wenn wegen der wichtigen Steuereinnahmen und des Verlangens der Soldaten nach Tabakkonsum[129] kein generelles Tabak- oder Rauchverbot in Frage kam. Aus fiskalischen Gründen verkaufte die SA sogar eigene Zigarettenmarken, namentlich die Produkte „Sturm", „Trommler" und „Alarm".[130]

Es wurde aber z.B. angeordnet, die Gefahren des Rauchens bereits in der Grundschule zu behandeln. Außerdem wurden Flugblätter publiziert, mit denen junge Menschen vor dem Rauchen gewarnt wurden. Bei öffentlichen Vorträgen war Rauchen nicht gestattet, der Reichsstand des Deutschen Handwerks wirkte auf seine Mitglieder ein, nicht während der Arbeit zu rauchen[131], und Zeitschriften wie „Die Genußgifte" oder „Reine Luft" zogen gegen den Tabakkonsum ins Feld. In der gesamten Öffentlichkeitsarbeit bediente man sich eines Duktus, der die Widerwärtigkeit des Tabaks suggerierte: Zigaretten wurden als „Sargnägel" charakterisiert, Tabak wurde als „Feind des Weltfriedens" bezeichnet[132], Rauchen wurde mit Aufruhr[133], Schwarzen, Juden, Sinti und Roma, sowie Jazz aber auch mit Dekadenz in Verbindung gebracht.[134] Ferner wurde Rauchen als „trockene Trunkenheit" oder „Lungen-Masturbation" diffamiert.[135]

---

[126] Proctor, a.a.O., S. 199.
[127] Der Begriff des „Passivrauchens" geht auf Fritz Lickint zurück. – Wippersberg, a.a.O., S. 49.
[128] Roffo rückte als erster die schädliche Wirkung des Teers in den Fokus. – Proctor, a.a.O., S. 220.
[129] Wippersberg, a.a.O., S. 48.
[130] Ebd.
[131] Proctor, a.a.O., S.227.
[132] Zitiert nach: Proctor, a.a.O., S. 228.
[133] Bernhard, Tabak, S. 63.
[134] Proctor, a.a.O., S. 248.
[135] Zitiert nach: Proctor, a.a.O., S. 206.

Konkrete gesetzliche Maßnahmen führten die Behörden ab 1938 ein, als Luftwaffe und Post in ihren Räumlichkeiten das Rauchen verboten. An vielen Arbeitsplätzen, so in Altersheimen, Krankenhäusern und Verwaltungsgebäuden, herrschte Rauchverbot. In den Büros der NSDAP durfte nicht mehr geraucht werden, Heinrich Himmler erteilte darüber hinaus ein Rauchverbot für alle uniformierten Polizeibeamten und SS-Offiziere.[136] Hermann Göring verordnete ein Rauchverbot für Soldaten auf öffentlichen Straßen, bei Märschen und in kurzen Dienstpausen.[137]

Im Jahr 1941 verboten sechzig der größten deutschen Städte das Rauchen in Straßenbahnen und in Luftschutzräumen. Während des Krieges wurden keine Verpflegungsmarken für Tabak an Schwangere vergeben, Restaurants durften zwecks Förderung der Volksgesundheit keine Zigaretten an weibliche Gäste verkaufen.

Im selben Jahr wurde die Tabakwerbung reglementiert, so dass die Verwendung erotischer Bilder, rauchender Sportler, rauchender Autofahrer oder belustigender Bilder von Nichtrauchern zu Werbezwecken untersagt wurde.[138]

Nachdem Hitler im April 1941 ein Verbot erlassen hatte, das jede Ausweitung der für Tabakpflanzen genutzten Ackerfläche im Reich untersagte, richtete er unter Aufwendung von 100.000 Reichsmark ein Institut zur Erforschung der Tabakgefahren an der Universität Jena ein.[139] Unter der Leitung Karl Astels, gleichzeitig Leiter des Landesamts für Rassewesen Thüringen, wurde Jena zum Zentrum des Kampfes gegen Tabak.[140]

Die Bemühungen der nationalsozialistischen Kampagnen waren im Ergebnis weit weniger erfolgreich als erhofft. Als Konsequenz des wirtschaftlichen Aufschwungs nach 1933 nahm der Tabakkonsum stark zu und stieg bis zum Wendepunkt des Zweiten Weltkrieges 1942 weiter an.[141] Dass danach der Verbrauch sank, lag an der Versorgungsknappheit und am Erlass neuer Kriegssteuern[142], die das Preisniveau von Zigaretten auf knapp den doppelten Verkaufspreis im Vergleich zu den ersten zwanzig Jahren nach dem Krieg anhoben.

---

[136]Proctor, a.a.O., S. 231.
[137]Proctor, a.a.O., S. 232.
[138]Proctor, a.a.O., S. 233.
[139]Wippersberg, a.a.O., S. 48.
[140]Proctor, a.a.O., S. 241.
[141]Proctor, a.a.O., S. 273.
[142]Kempf, a.a.O., B.VI. S. 116.

Die Interdependenz zwischen der Verbreitung des Tabakkonsums und der grundsätzlichen Finanzsituation im Volk, zeigt sich auch daran, dass die Armut der Nachkriegszeit den Konsum von 1940 bis 1950 um die Hälfte zurückgehen ließ.[143]

Tabaksteuerrecht im Dritten Reich bis Beginn der Besatzungszeit

Das Gesetz zur Änderung des Tabaksteuergesetzes vom 13.12.1934 ermächtigte den Reichsminister der Finanzen zu Steuerrückvergütungen an kleine und mittlere Herstellungsbetriebe, außerdem wurde die Besteuerung für Produkte mit min. 50% inländischem Tabak ermäßigt. Das Gesetz hatte eher einen wirtschaftsregulierenden Hintergrund als dass es fiskalische Interessen verfolgt hätte und ermächtigte außerdem den Reichsminister dazu, das TabStG neufassen.[144]

Zu dieser Neufassung, die bis nach dem Zweiten Weltkrieg in Kraft blieb, kam es am 4.4.1939.[145] Die systematischen Neuerungen dieses Gesetzes sind für die heutige Verbrauchsteuersystematik prägend.[146]

Das TabStG rückte die besteuerten Waren in den Mittelpunkt, durch deren Konsum der Verbraucher zum Steuerträger wurde. Hierfür wurde das Gesetz neugegliedert, so dass neben gemeinsamen Vorschriften die Besteuerung von Fertigerzeugnissen und Rohtabak in jeweils eigenen Abschnitten geregelt wurden. Der Steuerentstehungstatbestand knüpfte nicht mehr an den Übergang der Tabakerzeugnisse in den freien Verkehr an, sondern an die Entfernung der steuerbaren Waren aus dem Herstellungsbetrieb.[147]

Nach dem Ende des Zweiten Weltkriegs wurden die Tabaksteuersätze durch die Militärregierung für das Vereinigte Wirtschaftsgebiet im Juni 1948 und im März 1949 neu festgesetzt und ermäßigt.[148] In den Nachkriegsjahren 1945 - 1948 hatte die Zigarette eine Art Ersatzwährungsfunktion angenommen. Im alltäglichen Handel in Form von Naturaltausch entsprach die Zigarette einer Tauscheinheit,

---

[143]Proctor, a.a.O., S. 274.
[144]Kempf, a.a.O., B.VI. S. 115.
[145]Zimmermann, a.a.O., III.3. S. 25.
[146]Bongartz/Schallenberg, Verbrauchsteuerrecht,
[147]Kempf, a.a.O., B.VI. S. 115.
[148]Kempf, a.a.O., B.VI. S. 116.

die als werbeständiges Zahlungsmittel genutzt wurde, da die Reichsmark nahezu wertlos war.[149]

Tabakregulierung in den Vereinigten Staaten bis Mitte des 20. Jh.

Im Zentrum der frühen tabakregulatorischen Kolonialgesetzgebung stand vor allem die Tabakproduktion. Einerseits wurde die jeweils heimische Produktion vor Konkurrenz aus anderen Kolonien zu schützen versucht, so durften beispielsweise per Gesetz von 1679 keine Tabakwaren aus North Carolina nach Virginia importiert oder über virginische Häfen exportiert werden, andererseits wurden Gesetze erlassen, die zur Qualitätssicherung der Handelsware Tabak bestimmt waren.[150]

Frühe Tabakkonsumverbote

Die Tabakkonsumverbote dieser Zeit in den Vereinigten Staaten lassen sich unter zwei großen Überschriften zusammenfassen: Brandgefahr, die vom Rauchen ausging, bedingt durch die damals überwiegend verwandte Holzbauweise[151], und sittliche Erwägungen. Letztere wurden ähnlich wie es in Europa der Fall war, spätestens mit dem Siegeszug der Zigaretten und der gleichzeitigen Erkenntnis, dass sich über Tabaksteuern enormes Geld erwirtschaften ließ, in den Hintergrund gedrängt:

Als erster Staat verbot 1893 Washington den Zigarettenverkauf.[152] In den Jahren zwischen 1895 und 1921 wurde der Verkauf in 14 weiteren Staaten verboten, vor allem auf Druck der moralistisch motivierten organisierten Rauchgegner in den USA.[153]

Ein Zusammenspiel aus der omnipräsenten Werbung der Tabakindustrie, der Suche nach neuen fiskalischen Einnahmequellen und der breitgestreuten Vorliebe in der Bevölkerung für das Zigarettenrauchen führte dazu, dass bereits 1927

---

[149]Zimmermann, a.a.O., III.4. S. 26.
[150]Nat. Commission on Marihuana and Drug Abuse: History of Tobacco Regulation, Regulation of Production.
[151]Als Beispiel sei das 1847 in Boston verhängte Rauchverbot auf offenen Straßen genannt. – Ebd.
[152]Brandt, The Cigarette Century, S. 45.
[153]Dieterich, a.a.O., S. 54.

alle jene Staaten, zuletzt Kansas[154], ihre Tabakkonsumverbote zurückgezogen und augenblicklich durch Steuerbestimmungen quasi ersetzt hatten.[155] Bestehen blieben in sämtlichen Staaten alleine die 1883 zuerst von New Jersey und Washington initiierten Verbote, Tabak an Minderjährige zu verkaufen.[156]

Tabaksteuergesetzgebung in den Vereinigten Staaten bis Mitte des 20. Jh.

Mit Alexander Hamiltons Steuerpaket im Jahre 1794 wurde in den Vereinigten Staaten die erste bundesweite Tabaksteuer geschaffen, die zunächst nur auf das Produkt Philadelphia Snuff erhoben wurde. Eine generelle Tabaksteuer wurde durch die Opposition im Kongress verhindert, aus Sorge Geringverdiener wie etwa Matrosen und Tagelöhner zu belasten.[157] Da der Eigenanbau für Pfeifentabak weitverbreitet war, Schnupftabak aber in Manufakturen hergestellt werden musste, hielt der Gesetzgeber weitergreifendere Bestimmungen auch für praktisch schwer durchsetzbar.

Im Jahr 1862 wurde die erste Steuer auf Zigarren erhoben in Form einer Wertsteuer, die 1864, 1865 und 1866 aus bürgerkriegsbedingter Geldnot jeweils angehoben wurde. Die bundesweiten Einnahmen durch Tabaksteuern lagen 1880 bei 31% der Gesamtsteuereinnahmen.

Iowa war 1921 der erste Staat, der eine direkte Steuer auf Zigaretten erhob, bis 1930 folgten weitere 11 Staaten. Von 1890 bis 1930 stiegen die bzgl. Zigaretten eingenommenen Tabaksteuererträge von geschätzt $ 1 Mio. auf über $ 339 Mio., im Jahr 1950 überstiegen die Einnahmen $ 1,2 Mrd.[158] Durchschnittlich wurden in den Vereinigten Staaten vor dem ersten Weltkrieg pro Kopf jährlich 143 Zigaretten geraucht, im Jahr 1928 waren es 840.[159]

---

[154]Conte Corti, a.a.O., S. 298.

[155]Nat. Commission on Marihuana and Drug Abuse: History of Tobacco Regulation, Regulation of Consumption.

[156]Nat. Commission on Marihuana and Drug Abuse: History of Tobacco Regulation, State Regulation.

[157]Nat. Commission on Marihuana and Drug Abuse: History of Tobacco Regulation, Regulation for Revenue.

[158]Nat. Commission on Marihuana and Drug Abuse: History of Tobacco Regulation, Tobacco Revenues.

[159]Im Vergleich dazu stieg der Zigarettenkonsum in diesem Zeitraum in Deutschland von 195 auf 499 Zigaretten pro Kopf im Jahr an. – Conte Corti, a.a.O., S. 297.

Die Entwicklung der Tabakregulierung seit 1945

Bundesrepublik Deutschland

Die Entwicklung des Tabaksteuerrechts in der BRD

Die Finanzverfassung des GG weist seit 1949 die Gesetzgebungskompetenz bzgl. der Verbrauchssteuern dem Bund zu.[160]

Im Jahr 1951 wurde der Steuersatz auf Zigarren stark gesenkt, um die Zigarrenindustrie vor dem Zusammenbruch zu bewahren. Zwei Jahre später sollte im Rahmen der Neufassung des TabStG das Preisniveau von Zigaretten gesenkt werden, um der gebeutelten Tabakindustrie zu helfen. Im Wesentlichen wurden die Regelungen von 1939 übernommen, die Materialsteuer auf den zur Zigarettenfertigung verwendeten Tabak wurde abgeschafft. Übrig blieb die nach Preisklassen gestaffelte Fabrikatsteuer.[161] In der Zeit von 1949–1982 hat der Bund das Tabaksteuergesetz insgesamt dreizehnmal geändert.[162]

Im Zuge einer ersten Verbrauchsteuerrechtsharmonisierung in der EG wurden ab 1970 steuerliche Vergünstigungen für die Verwertung inländischen Tabaks gestrichen.[163] Ab dem 1.8.1971 führte der Bund im Zuge der Tabaksteuerharmonisierung einen gespaltenen Steuersatz in Form einer Mengen- und einer Wertsteuer ein.[164]

Weitere Harmonisierungsbestrebungen machten 1978 eine Neufassung des Tabaksteuergesetzes erforderlich, wobei das Tabaksteuerrecht an die europarechtlich vorgegebenen Gruppen von Tabakwaren angepasst wurde. Im Verbrauchsteueränderungsgesetz von 1982 wurde vor allem die Besteuerung von Zigaretten und Feinschnitt drastisch erhöht, wobei im Gesetzesentwurf neben fiskalischen Erfordernissen ausdrücklich eine gesundheitspolitische Motivation erklärt wurde.[165] Aus denselben Gründen erfolgten 1988 und wegen der Wiedervereinigung 1992 weitere Erhöhungen.[166]

---

[160] Zimmermann, a.a.O., III.4. S. 27.
[161] Kempf, a.a.O., B.VII. S. 117.
[162] Zimmermann, a.a.O., III.4. S. 27.
[163] Kempf, a.a.O., B.VII. S. 120.
[164] Zimmermann, a.a.O., S. 27.
[165] Kempf, a.a.O., B.VII. S. 122.
[166] Kempf, a.a.O., B.VII. S. 124.

Einige europäische Richtlinien machten 1992 wiederum eine Neufassung des TabStG notwendig. So wurden etwa die Steuergegenstände auf Zigaretten, Zigarren und Rauchtabak beschränkt, die Besteuerung von z.B. Zigarettenpapier und -hüllen mithin abgeschafft.

Im Zuge der Einführung des Euro-Bargeldes mussten die spezifischen Steuersätze von DM auf Euro umgestellt und angepasst werden, damit die vorgegebene Mindeststeuerbelastung von 57% des Kleinverkaufspreises[167] der Zigaretten erreicht wurde. Außerdem änderte der Bund den Tabaksteuersatz im selben Jahr wegen des Gesetzes zur Finanzierung der Terrorbekämpfung.[168]

Im Zeitraum zwischen 2002 und 2005 fanden fünf weitere Tabaksteuererhöhungen statt.[169] Bei der Bewertung dieser fiskalisch und gesundheitspolitisch motivierten Gesetzgebung muss zugutegehalten werden, dass der Raucheranteil in der Bevölkerung von 33,1 % Ende 2001 auf 28,7 % im August 2005[170], nach anderen Quellen auf 30,1% Ende 2005 (s.o.) gesunken ist.

Weitere fünf Tabaksteuererhöhungen wurden beschlossen: Am 1.5.2011 und am 1.1.2012 wurde die Steuer weiter angehoben, bis 2015 sollen weitere Schritte folgen. Die Motive sind dabei in erster Linie fiskalischer Natur, was sich auch an der schrittweisen Erhöhung zeigt, die ein geringeres Sinken des Tabakkonsums nach sich zieht, als eine einmalige stärkere Erhöhung.

<u>Nichtsteuerliche Tabakregulierung in der BRD</u>

Über steuerliche Maßnahmen hinaus, gibt es eine Reihe weiterer Regulierungsmaßnahmen, die seitens der Bundesrepublik im tabakregulatorischen Bereich unternommen werden. Neben der Bekämpfung des illegalen Zigarettenhandels, der Schaffung einer möglichst rauchfreien Umwelt im öffentlichen Raum, schulischer und massenmedialer Tabakprävention und Beratungs- und Behandlungsmaßnahmen zur Tabakentwöhnung spielt dabei das Verbot von Tabakwerbung und Sponsoring und die Kontrolle bzgl. Abgabe und Vertrieb von Tabakwaren eine Rolle, die im Folgenden beispielhaft angeführt sein sollen.

So ist seit 1975 in Deutschland die Werbung im Fernsehen und im Hörfunk verboten, außerdem Werbungen, die das Rauchen als unschädlich oder als körper-

---

[167] Pötschke-Langert/Kahnert/Mons/ua., a.a.O., S. 84.
[168] Kempf, a.a.O., B.VII. S. 127.
[169] Pötschke-Langert/Kahnert/Mons/ua., a.a.O., S. 84.
[170] Pauling, Probleme produktbezogener Gesundheitspolitik, 6. Kapitel E.IV.4. S. 306.

lich anregend darstellen. Die Vorschrift des § 22 II Nr. 1 b LMBG verbietet es außerdem, auf eine Weise zu werben, die besonders dazu geeignet ist, Jugendliche zum Rauchen zu veranlassen.[171] Darüber hinaus existieren seitens der Tabakindustrie sog. Selbstbeschränkungsvereinbarungen hinsichtlich Tabakwerbung. Am weitläufig bekanntesten dürfte wohl die Zusage der Tabakindustrie sein, nicht mit unter 30-jährigen Models zu werben.[172]

Die Bestimmungen zu Abgabe und Vertrieb von Tabakwaren in Form von Abgabeverboten zielen darauf ab, den Zugang zu gesundheitsschädlichen Produkten zu beschränken und verfolgen somit vor allem Ziele des Jugendschutzes.[173] Im April 2003 löste das JuSchG das 1985 erlassene JÖSchG ab, unter Beibehaltung des geltenden Rauchverbots für Jugendliche. Der nun einschlägige § 10 I Alt. 2 JuSchG bestimmt, dass Kindern und Jugendlichen unter 16 Jahren das Rauchen in der Öffentlichkeit nicht gestattet werden darf, außerdem ist z.B. die Abgabe jedweder Form von Tabakwaren an Jugendliche unter 16 Jahren untersagt.[174]

In diesen beiden Bestimmungen spiegelt sich die tabakregulatorische Zurückhaltung der BRD im Vergleich zu anderen westlichen Industriestaaten wider. Zwar soll dem Gesundheitsschutz, vor allem Jugendlicher, grundsätzlich Genüge getan werden, einer zwangsläufig sich zuungunsten der fiskalischen Einnahmen auswirkenden entschiedeneren Antitabakpolitik, etwa durch ein generelles Werbeverbot bzgl. Tabakwaren, steht die Regierung aber abwartend gegenüber.

<u>Nichtraucherschutz in der Bundesrepublik Deutschland</u>

Den Nichtraucherschutz betreffend begannen öffentliche Debatten in den 1960er/70er Jahren, die zu keinen nennenswerten Ergebnissen führten. Bundesweite gesetzliche Initiativen scheiterten im Bundestag in den 90ern. Im Jahr 2002 wurde schließlich eine Regelung über den Nichtraucherschutz am Arbeitsplatz verabschiedet, die einen wirksamen Schutz der nichtrauchenden Beschäftigten vor den vom Tabakrauch ausgehenden Gesundheitsgefahren vorschreibt. Arbeitsstätten im öffentlichen Raum, etwa in der Gastronomie konnten davon ausgenommen werden. Die Ministerpräsidenten der Bundesländer einigten sich am 22.3.2007 auf ein grundsätzliches Rauchverbot in Gaststätten, Schulen und

---

[171] Ueltzhöfer, a.a.O., 2.2.A.III.1. S. 61.
[172] DKFZ, Gesundheit fördern – Tabakkonsum verringern, S. 31.
[173] DKFZ, Gesundheit fördern – Tabakkonsum verringern, S. 51.
[174] § 10 I Alt. 1, II JuSchG

anderen öffentlichen Einrichtungen. Das am 1.9.2007 vom Bundestag verabschiedete Gesetz zum Schutz vor den Gefahren des Passivrauchens verbietet das Rauchen in allen Behörden, Dienststellen, Gerichten, bundesunmittelbaren Anstalten und in öffentlichen Verkehrsmitteln, Taxis und auf Bahnhöfen. Es besteht aber die Möglichkeit z.B. eigene Raucherräume und -bereiche einzurichten.[175]

Die Ausgestaltung der von den jeweiligen Ländern verabschiedeten Landesnichtraucherschutzgesetze führte zu einigen Verfassungsklagen durch Gastronomen gegen die aus den vorgesehenen Ausnahmeregelungen resultierende Ungleichbehandlung unter den Gastwirten mit und ohne der Möglichkeit, Raucherräume einzurichten, sowie gegen die Unverhältnismäßigkeit der Einschränkungen in ihrem Grundrecht auf Berufsausübung.[176]

Obwohl das BVerfG letztlich ausdrücklich den Schutz der Gesundheit und die Möglichkeit eines umfassenden Nichtraucherschutzes in der gesamten Gastronomie als verfassungsgemäß bezeichnete, entschieden sich die 16 Bundesländer zunächst für erweiterte Ausnahmen vom Nichtraucherschutz für alle Betriebe unter 75 m², die keine zubereiteten Speisen anbieten, ihre Gaststätte als Rauchergaststätte kennzeichnen und Jugendlichen unter 18 Jahren keinen Zutritt gewähren.[177] Der Ausnahme des Saarlandes, das bereits zum 1.7.2010 einen umfassenden Nichtraucherschutz gewährte, folgte Bayern in Reaktion auf einen Volksentscheid zum 1.8.2010 mit dem generellen Rauchverbot in Gaststätten.[178]

Tabakregulierung auf internationaler und europäischer Ebene

Die Bemühungen den Tabakkonsum zu beschränken werden auch auf internationaler Ebene verfolgt. Die Weltbank und die Weltgesundheitsorganisation WHO fahren verstärkt Kampagnen, die in der Öffentlichkeit für Aufklärung in Bezug auf die Gefahren des Rauchens sorgen sollen. Darüber hinaus wurde im Rahmen der WHO 2003 die Framework Convention on Tobacco Control (FCTC) unterzeichnet, die zwei Jahre später in Kraft trat und die heute 168 Mitglieder zählt. Zur Durchführung der Konvention erließen die Beteiligten nach

---

[175]Deutsches Krebsforschungszentrum (DKFZ), Nichtraucherschutz wirkt – eine Bestandsaufnahme der internationalen und der deutschen Erfahrungen, S. 8.
[176]DKFZ, a.a.O., S. 9.
[177]DKFZ, a.a.O., S. 13.
[178]Deutsches Krebsforschungszentrum, Nichtraucherschutz in Bayern, S. 2.

Inkrafttreten Richtlinien, welche in Form von Handlungsempfehlungen von den Mitgliedstaaten umzusetzen sind.[179]

Die Europäische Union wendet sich seit mehr als zwei Jahrzehnten gegen das Rauchen, wobei sich ihr legislativer Einfluss vor allem aus der Tabakproduktrichtlinie (2001/37/EG) und der Tabakwerberichtlinie (2003/33/EG) ergibt. Die Tabakproduktrichtlinie hat den Zweck, die Rechts- und Verwaltungsvorschriften der Mitgliedstaaten für den Teer-, Nikotin- und Kohlenmonoxidhöchstgehalt von Zigaretten, für die gesundheitsrelevanten Warnhinweise und sonstige Verpackungsangaben anzugleichen. Dadurch soll ein funktionierender Binnenmarkt im Sektor der Tabakerzeugnisse gewährleistet werden, bei einem möglichst hohen Schutzniveau für die öffentliche Gesundheit.[180]

Die Tabakwerberichtlinie legt umfängliche Werbeverbote für Tabakerzeugnisse in den Printmedien, im Rundfunk und im Internet fest und untersagt z.B. das Sponsoring von Rundfunkprogrammen oder die kostenlose Abgabe von Tabakprodukten im Zusammenhang mit grenzüberschreitenden Veranstaltungen.[181] Ergänzend bestimmt die Fernseh-Richtlinie 89/552/EWG, dass jede Form audiovisueller Kommunikation für Tabakprodukte untersagt ist.

Außerdem hat die EU durch die Richtlinie 2010/12/EU zur Änderung der Richtlinie 92/79/EWG, der Richtlinie 92/80/EWG und der Richtlinie 95/59/EG hinsichtlich der Struktur und der Verbrauchsteuersätze für die Besteuerung von Tabakwaren den Bereich des Steuerrechts zur Bekämpfung des Tabakkonsums herangezogen.[182]

Tabakregulierung in den USA

Im Jahr 1950 erhoben 40 Staaten und der District of Columbia Steuern auf Zigaretten, bis 1966 waren es 49 Staaten.[183] Während in den Einzelstaaten die Abga-

---

[179] Stein/Rauber, Rechtliche Grenzen des Tabakkonsums im Mehrebenensystem, I., S. 11.
[180] Pache/Schwarz/Sosnitza, Aktuelle Rechtsfragen der Tabakregulierung in Europa, S. 16.
[181] Pache/Schwarz/Sosnitza, a.a.O., S. 132.
[182] Stein/Rauber, Rechtliche Grenzen des Tabakkonsums im Mehrebenensystem, I., S. 12.
[183] Nat. Commission on Marihuana and Drug Abuse: History of Tobacco Regulation, Regulation for Revenue.

ben im Schnitt konsequent erhöht wurden, blieb die Bundessteuer auf Zigaretten seit 1951 bei 8 Cent pro Päckchen.[184]

Im Jahr 1965 wurden Warnhinweise auf Zigarettenpackungen und in Werbungen verpflichtend.[185] Die sog. „fairness doctrine" legte 1967 fest, dass für jede Zeitspanne an Zigarettenwerbung, die im Fernsehen ausgestrahlt wurde, eine ebenso lange Zeitspanne für Warnungen vor Zigarettenkonsum aufgewandt werden musste. Ein Jahr später wurde Zigarettenwerbung im Rundfunk verboten. Bis 1989 wurde eine Verpflichtende Anzahl an Warnhinweisen auf sämtlichen Tabakprodukten eingeführt, auf Flügen unter zwei, später sechs Stunden Flugdauer wurde das Rauchen untersagt, mit dem Jahr 1995 wurde Einzelstaaten, die keine adäquaten Jugendschutzbestimmungen festlegten mit einer Kürzung der finanziellen Bereitstellungen durch den Bund gedroht.[186] Von 1970 bis heute wurde außerdem quer durch die Staaten das Rauchen auf öffentlichen Plätzen durch Verbote immer weiter zurückgedrängt.[187]

Seit 1989 lassen sich auf Ebene der Einzelstaatengesetzgebung einige Tendenzen erkennen: Die Anzahl der Staaten, die Gesetze zur Beschränkung des Rauchens erlassen, wächst, der Zugang zu Zigaretten für Jugendliche wird immer weiter erschwert, und die Einflussnahme der Staaten auf Bestimmungen kommunaler Behörden wurde intensiviert im Sinne einer strengeren Tabakpolitik.[188]

Schlussbemerkung und Ausblick

In Anbetracht der Entwicklung, die das Rauchen in der öffentlichen Wahrnehmung erfährt, wäre alles, außer einer immer restriktiveren Handhabe der Tabakgesetzgebung in Deutschland mittelfristig denkbar unwahrscheinlich.

Die Mehrheit der Bevölkerung billigt wohl Steuererhöhungen[189]. Die Gesundheitsschädlichkeit des Rauchens rückt aber immer mehr in den Fokus der Öffentlichkeit und auf europarechtlicher Ebene wird die Harmonisierung der EU-

---

[184] Nat. Commission on Marihuana and Drug Abuse: History of Tobacco Regulation, Tobacco Revenues.

[185] Nat. Commission on Marihuana and Drug Abuse: History of Tobacco Regulation, The Health Warning Requirement.

[186] Jacobson/Wasserman/Anderson, Journal of Social Issues, Vol. 53. No. 1. 1997, S. 80.

[187] Jacobson/Wasserman/Anderson, Journal of Social Issues, Vol. 53. No. 1. 1997, S. 83.

[188] Jacobson/Wasserman/Anderson, Journal of Social Issues, Vol. 53. No. 1. 1997, S. 86.

[189] DKFZ, a.a.O., S. 23.

Tabakgesetzgebung vorangetrieben. Deutschland wendet im Vergleich zu anderen europäischen Ländern noch immer verhältnismäßig zahme Restriktionen gegen den Tabakkonsum an, wohl auch aus fiskalischen Gründen.

Das Argument, dass auf breiter Basis Aufklärung betrieben wird über die Schädlichkeit des Rauchens, dass außerdem Anstrengungen unternommen werden um die Jugend vor Tabak zu schützen, und dass daher der rauchende, mündige Bürger um alle Umstände des Tabakkonsums wissend in seiner privatautonomen Handlungsfreiheit selbstschädigend Tabak konsumiert, wiegt nicht sehr schwer gegenüber der bewiesenen Drittschädlichkeit des Rauchens und der Schutzfunktion, die einem Staat gegenüber seinen Bürgern zukommt.

Auf der Ebene der Bundesländer hat sich im Saarland und in Bayern bereits gezeigt, dass es dem überwiegenden Wunsch der Bürger entspricht[190], einen rauchfreien Alltag zu bestreiten, und dass dieser Wunsch durch die Bevölkerung auch formuliert wird.

Sicherlich muss es den medizinischen Erkenntnissen der letzten 100 Jahre zugeschrieben werden, dass die vorherrschende Meinung im Volk in Bezug auf das Rauchen eine immer weiter fortschreitende Wendung erfährt, die sich auf kurz oder lang in der Tabakregulierung niederschlagen wird.

---

[190] Allerdings einschränkend: Von 3,5 Mio. abgegebenen Stimmen, stimmten 2,1 Mio. für den bayerischen Gesetzesentwurf, die Wahlbeteiligung lag bei 37,7%.

Literaturverzeichnis

Balabanova, Svetlana: Tabak in Europa vor Kolumbus, In: Antike Welt – Zeitschrift für Archäologie und Kulturgeschichte, 1994, S. 282 ff.

Bernhard, Claudia: Tabak, Stuttgart, 2000.

Böse, Georg: Im blauen Dunst, Eine Kulturgeschichte des Rauchens, Stuttgart, 1957.

Brandt, Allen: The Cigarette Century, the rise, fall and deadly persistence of the product that defined America, New York, 2007.

Conte Corti, Egon Caesar: Geschichte des Rauchens, Die trockene Trunkenheit, Ursprung, Kampf und Triumph des Rauchens, Frankfurt am Main, 1986.

Dieterich, Claus-Marco: Dicke Luft um Blauen Dunst, Geschichte und Gegenwart des Raucher/Nichtraucher-Konflikts, Marburg, 1998.

Goodman, Jordan: Tobacco in History, the cultures of dependence, New York, 2004.

Hess, Henner: Rauchen, Geschichte, Geschäfte, Gefahren, Frankfurt a.M., New York, 1987.

Hiller, Karl/Bickerich, Günter: Das farbige Buch der Arznei- und Giftpflanzen, Berlin, 1997.

Jacobson, Peter/Wassermann, Jeffrey/Anderson John: Historical Overview of Tobacco Legislation and Regulation, In: Journal of Social Issue, Vol. 53, No. 1, 1997, S. 75 ff.

Kempf, Tillman: Die Rechtfertigung der Tabaksteuer, Frankfurt a. M., 2005

Kirchner, Hildebert/Pannier, Dietrich: Abkürzungsverzeichnis der Rechtssprache, 6. Aufl. Berlin, 2008.

Mann, Fritz Karl: Steuerpolitische Ideale, Vergleichende Studien zur Geschichte der ökonomischen und politischen Ideen und ihres Wirkens in der öffentlichen Meinung 1600-1935, Darmstadt, 1978.

Menninger, Annerose: Genuss im kulturellen Wandel, Tabak, Kaffee, Tee und Schokolade in Europa (16.–19. Jahrhundert), Stuttgart, 2004.

Musk, Arthur William/De Klerk, Nicholas Hubert: History of tobacco and health, In: Respirology, 2003, Heft 8, S. 286 – 290 (287).

Nadler, Michael: Der besteuerte Genuss, Tabak und Finanzpolitik in Bayern 1669–1802, München, 2008.

Oestreich, Gerhard: Geist und Gestalt des frühmodernen Staates, Ausgewählte Aufsätze, Berlin, 1969.

Pache, Eckhard/Schwarz, Kyrill-A./Sosnitza, Olaf: Aktuelle Rechtsfragen der Tabakregulierung in Europa, Zur Zulässigkeit einer Tabakregulierung aus europarechtlicher, grundrechtlicher und markenrechtlicher Perspektive, Baden-Baden, 2012.

Pauling, Reinhard: Probleme produktbezogener Gesundheitspolitik, Rechtmäßigkeit und Effizienz europäischer Rechtsakte zur Tabakkontrollpolitik, Baden-Baden, 2008.

Pötschke-Langer, Martina/Kahnert, Sarah/Mons, Ute/u.a.: Tabakatlas Deutschland 2009, Heidelberg, 2009.

Proctor, Robert: Blitzkrieg gegen den Krebs, Gesundheit und Propaganda im Dritten Reich, Stuttgart, 2002.

Schomburg, Walter: Lexikon der deutschen Steuer- und Zollgeschichte, Abgaben, Dienste, Gebühren, Steuern und Zölle von den Anfängen bis 1806, München, 1992.

Stein, Torsten/Rauber, Markus: Rechtliche Grenzen der Bekämpfung des Tabakkonsums im Mehrebenensystem, Baden-Baden, 2011.

Ueltzhöffer, Christian: Die staatliche Einflussnahme auf den Tabakkonsum von Kindern und Jugendlichen in Deutschland, Berlin, Heidelberg, New York, 2005.

Wigger, Berthold: Zur schrittweisen Erhöhung der Tabaksteuer, In: Wirtschaftsdienst, Zeitschrift für Wirtschaftspolitik, 2011, Heft 1, Online im Internet, URL:
http://www.wirtschaftsdienst.eu/archiv/jahr/2011/1/2492/?PHPSESSID=44 7c153d545c544e944483aba417b852
Stand: 2011 (Veröffentlichungsdatum), übernommen am 27.11.2012.

Wippersberg, Walter: Der Krieg gegen die Raucher, Zur Kulturgeschichte der Rauchverbote, Wien, 2010.

Zimmermann, Wilhelm: Die Tabaksteuer, Instrument der fiskalischen Einnahmeerzielung und der gesellschaftlichen Verbrauchslenkung, Geschichtliche

Entwicklung, internationaler Vergleich und Reformperspektiven, Frankfurt am Main, Bern, New York, Paris, 1987.

Quellenverzeichnis

Datamonitor, Industry Profile: Tobacco in Germany 2011, Reference Code: 0165-0817, Online im Internet, URL:
http://web.ebscohost.com/ehost/pdfviewer/pdfviewer?vid=3&hid=105&sid =fd16df61-a34b-4e86-b235-a86a9c8b55a5%40sessionmgrl11
aus dem Netzwerk der Universität Augsburg, Stand: 10.2011 (Veröffentlichungsdatum), übernommen am 24.10.2012.

Deutsches Krebsforschungszentrum (Hrsg.): Gesundheit fördern - Tabakkonsum verringern: Handlungsempfehlungen für eine wirksame Tabakkontrollpolitik in Deutschland, Heidelberg, 2002, Online im Internet, URL:
http://www.dkfz.de/de/tabakkontrolle/download/Publikationen/RoteReihe/ Handlungsempfehlungen.pdf
Stand: 2002 (Veröffentlichungsdatum), übernommen am 27.11.2012.

Deutsches Krebsforschungszentrum (Hrsg.): Nichtraucherschutz in Bayern: Akzeptanz in der Bevölkerung und Auswirkungen auf die Gastronomie. Deutsches Krebsforschungszentrum, Heidelberg, 2012, Online im Internet, URL:
http://www.dkfz.de/de/tabakkontrolle/download/Publikationen/AdWfP/Ad WfP_Nichtraucherschutz_in_Bayern_Gastronomie.pdf
Stand: 2012 (Veröffentlichungsdatum), übernommen am 27.11.2012.

Deutsches Krebsforschungszentrum (Hrsg.): Nichtraucherschutz wirkt – eine Bestandsaufnahme der internationalen und der deutschen Erfahrungen, Heidelberg, 2010, Online im Internet, URL:
http://www.dkfz.de/de/tabakkontrolle/download/Publikationen/RoteReihe/ Band_15_Nichtraucherschutz_wirkt.pdf
Stand: 2010 (Veröffentlichungsdatum), übernommen am 27.11.2012.

Europäische Kommission, Pressemitteilung: Tabakerzeugnisse: 85.000 Antworten auf Konsultation – Bericht der Kommission wird veröffentlicht, Online im Internet, URL:
http://europa.eu/rapid/press-release_IP-11-926_de.htm?locale=en
Stand: 27.07.2011 (Veröffentlichungsdatum), übernommen am 31.10.2012.

National Commission on Marihuana and Drug Abuse: History of Tobacco Regulation, Abschnitt: Regulation of Production, Online im Internet, URL: http://www.druglibrary.org/Schaffer/LIBRARY/studies/nc/nc2b.htm übernommen am 16.11.2012.

Statistisches Bundesamt: Statistik über das Steueraufkommen, Finanzen und Steuern, Absatz von Tabakwaren, 2011, Tabelle 1.4, Seite 14, Online im Internet, URL: https://www.destatis.de/DE/Publikationen/Thematisch/FinanzenSteuern/Steuern/Verbrauchsteuer/AbsatzTabakJ2140911117004.pdf?__blob=publicationFile, Stand: 18.01.2012 (Veröffentlichungsdatum), übernommen am 12.11.2012

Streit um den Nichtraucherschutz.
Ein Dialog aus konstruktivistischer Sichtweise
von Daniela Manske

Dialog zweier Fremder

München Hauptbahnhof. Siegfried wartet auf den Zug zurück nach Münster. 20 Minuten Verspätung – wie immer, denkt er. Da fällt ihm ein Plakat auf: „Volksbegehren Nichtraucherschutz". Er denkt an die heiß diskutierten Forderungen der Nichtraucher und ruft sich die Schlagzeilen und Ereignisse rund um die Streitfrage der letzten Jahre nochmal vors innerliche Auge:

> In den letzten Jahren haben sich Nichtraucher immer stärker gegen den gesundheitsschädigenden Qualm aufgelehnt, ihrem Recht auf eine saubere Umwelt Nachdruck verliehen. Verständlich, wenn man die vielen Schlagzeilen zu den Erkrankungen liest, welche aufgrund des Nikotinkonsums auftreten können. Ganz im Gegensatz zu früher, in einer Zeit, als in jeder Gaststätte, in jedem Café, sogar in jedem Büro das Rauchen absolut akzeptabel war. Eher für ein Statussymbol stand die Zigarette damals. Heute hat sich die Sichtweise gedreht, die Zigarette wird makaber verpönt als „Sargnagel". Nun hat ich die Gesellschaft gespalten, so scheint es, in Raucher und Nichtraucher. Verbote in Lokalitäten lassen die Raucher „im Regen stehen" und die Gastronomie verzweifeln. Gegner gehen so weit, ein Rauchverbot deutschlandweit zu fordern. Dies war nicht durchsetzbar. Auf Länderebene soll nun über den Dunst in öffentlichen Einrichtungen entschieden werden. Einheitliche Regeln soll es für Bars, Restaurants und Diskotheken geben. Doch daran halten sich die Wirte kaum; sie gründeten Raucherclubs, um das Gesetz und entsprechende Regelungen zu umgehen. Das mag den Nichtrauchern wie ein Schlag ins Gesicht vorgekommen sein, doch der Streit ist noch nicht ausgetragen. Ende 2009 lief das Volksbegehren in Bayern, welches von mehr als einer Million Menschen unterschrieben wurde. Nun muss ein konsequenter Nichtraucherschutz erneut vom Landtag in einem Gesetzentwurf diskutiert werden. Eine nicht unkomplizierte Sache, vor allem, wenn beide Seiten weiterhin unnachgiebig und streitsüchtig bleiben. Jedoch ist so ein Konflikt nicht nur von der schlechten Seite her zu sehen. Es kann auch durchaus produktiv sein, da ein Verhältnis wechselseitiger Irritationen dazu führen kann, sein eigenes Verhalten aus einer anderen Perspektive erläutert zu bekommen, welches man anschließend auch selbst hinterfragen sollte. Mal sehen, wo diese Diskussion noch enden wird.

Die Zugankunft wird durchgegeben und der Zug fährt in den Bahnhof. Siegfried läuft zum Gleis, vorbei am Raucherbereich, an welchem sich die Rauchenden zitternd die letzte Zigarette vor der Abfahrt anzünden. Er steigt ein und setzt sich zu einem einzelnen Herrn. Beide sehen gedankenverloren aus dem Fenster, die Blicke wie durch Zufall auf den Raucherbereich gerichtet.

Francisco: Wie sie so dort stehen und frieren in ihrem eingezeichneten Bereich, richtig isoliert wirkt das. Bei den ganzen Diskussionen und den eingeführten Bestimmungen im Zuge des Nichtraucherschutzes habe ich oft das Gefühl, die Welt unterscheidet sich nur noch anhand dieser Gruppen, der Raucher und der Nichtraucher.

Siegfried: Ja, den Eindruck könnte man anhand der Schlagzeilen bekommen. Stets wird in diesen zwei Unterteilungen der Bürger gesprochen. Ich würde dabei nicht von einer Unterscheidung sprechen, denn beide Gruppen sind ja erst einmal gleichwertig.

Francisco: Gleichwertig schon, aber es sind doch zwei zu unterscheidende Gruppen, oder was meinen Sie?

Siegfried: Auf einer allgemeinen Ebene müsste man in einem neutralen System von Distinktionen ausgehen, das ich als Wirklichkeitsmodell bezeichne. Neutrale Distinktionen, wie die Raucher und die Nichtraucher, werden in konkreten Situationen, immer dann, wenn geredet und gehandelt wird, erst zu Unterscheidungen und zwar durch individuelle Bewertungen. Man favorisiert eine Seite, zum Beispiel aufgrund der Handlungen der Raucher oder der Aussagen der Nichtraucher, und wenn das entschieden ist, dann kann ich Raucher oder Nichtraucher mit anderen semantischen Unterscheidungen, wie abhängig oder unabhängig, moralisch oder unmoralisch beobachten.[191]

Francisco: Hm, eine Seite bevorzugen werde ich dabei nicht. Diese ewige Diskussion um den Nichtraucherschutz scheint jedoch ein größeres Anliegen zu sein, als bisher angenommen. Beide Seiten haben Rechte, die sie einfordern, was in der Interaktion jedoch ein Problem darstellt. Für die Raucher gehört gerade der Konsum in einer Bar, einer Diskothek oder einem Restaurant zu einer geselligen und entspannten Atmosphäre. Die Nichtraucher sehen dies genau andersherum. Für sie ist der entstehende Rauch eine Belästigung, die ihnen den Aufenthalt in einer solchen Umgebung sehr unangenehm werden lässt. Für mich besteht Wirklichkeit darin, dass das Subjekt und das Objekt sich gegenseitig bestimmen und bedingen, der Erkennende und das Erkannte in wechselseitiger Abhängigkeit entstehen.[192] Ein Raucher und seine Umgebung bedingen sich zum Beispiel insofern gegenseitig, da ein Raucher nur ein Raucher sein kann, wo es ihm erlaubt ist zu rauchen. Die Umgebung wird durch die Existenz der Raucher mittlerweile in Raucherbereiche und Nichtraucherbereiche eingeteilt. Die Nichtraucher in Interaktion mit den Rauchern bringen dazu den Streitpunkt des gesundheitsschädigenden Rauchs hervor, durch welchen sich erst die Diskussion in der Gesellschaft über das Rauchen etabliert hat. Erst ihre Reaktion, welche sich im Laufe der Jahre immer stärker gezeigt hat, brachte den Stein ins

---

[191] Pörksen B., S. 170–171.
[192] Pörksen B., S. 118.

Rollen. So kann man sagen, dass alles, was man selbst, sozusagen subjektiv in der Welt wahrnimmt, in der man lebt, hängt eng mit dem, was man tut, zusammen.[193]

Siegfried: Wahrnehmung und Erkennen bilden demgemäß nicht eine objektive Wirklichkeit ab, sondern sie errechnen bzw. konstruieren etwas, das wir erkennend als Wirklichkeit akzeptieren und dem entsprechend wir uns verhalten und handeln.[194] So wie Sie eben in ihrem Wirklichkeitsbegriff beschrieben haben, müssen sich beide Seiten in diesem Streitfall gegenseitig aufeinander einlassen, um eine nachhaltige Lösung zu finden und ihren Disput nicht immer weiter zu vertiefen. Mit dem Volksbegehren „Nichtraucherschutz" ging die Diskussion bereits in die nächste Runde. Ich hoffe nur, dass Raucher und Nichtraucher doch noch bald einen gemeinsamen Nenner in ihren Ansichten finden. Ihre beschriebene Theorie kann ich daher gut nachvollziehen, wobei ich Subjekt und Objekt eher als unabhängige Ausgangseinheiten sehe, welche dann interagieren.

Francisco: So, Sie beschäftigen sich also mit dem Konstruktivismus, interessant.

Siegfried: Nun ja, ich habe mich einige Zeit mit konstruktivistischen Themen beschäftigt und dazu auch einiges veröffentlicht. Daher gehe ich in meiner Denkweise viele Dinge aus dieser Sichtweise an. Ich kann ihnen daher auch Recht geben, dass man ein Individuum nicht isoliert betrachten kann. Es ist ein Teil der Gesellschaft und darin eingebettet, auch wenn sie unterschiedliche Einstellungen haben. So verhält es sich auch mit den Rauchern und Nichtrauchern in der Gesellschaft. Die Raucher sehen in den Verboten ihr individuelles Recht zu Rauchen eingeschränkt, die Nichtraucher dagegen sehen ihr Recht in einer rauchfreien Umgebung, um keine Schadstoffe einzuatmen.

Francisco: Womit sich zeigt, wie Wahrheiten des Einzelnen auch nebeneinander in einer Gesellschaft existieren können.

Siegfried: Oh ja. Und das macht sich besonders bemerkbar, wenn man die unterschiedlichen Kulturen betrachtet. Durch die Kultur wird das Wirklichkeitsmodell einer Gesellschaft erst semantisch interpretiert.[195] Bis vor einigen Jahren sah unsere Raucherkultur auch noch anders aus. Damals galt das Rauchen als ein intellektuelles Ritual, Autoren und Philosophen wurden oft mit einer Ziga-

---

[193] Pörksen B., S. 114.
[194] Schmidt S. J., S. 151.
[195] Pörksen B., S. 171.

rette oder Pfeife als nachdenklich und schöpferisch charakterisiert. Somit hat diese Interpretation des Rauchens die Gesellschaft semantisch geprägt. Die Medien, die dies präsentierten, spielten dadurch der Gesellschaft eine Wirklichkeit vor, kreierten sogar die Wirklichkeit, in der es zum Prestige gehörte, zu rauchen. So wie es heute noch immer in anderen Bereichen geschieht. Erst durch die Forschung, welche uns vor Augen führt, wie gesundheitsschädigend der Konsum ist, zudem auch für andere Menschen durch das Passivrauchen, sind die Nichtraucher langsam wach geworden und auch so einige Raucher haben sich darauf bewusst dagegen entschieden. Dadurch hat sich die Kultur entwickelt.

Francisco: An diese Zeit, die Sie eben beschrieben haben, kann ich mich auch noch gut erinnern. Damals war das Rauchen absolut salonfähig, es wurde gar nicht besonders wahrgenommen, welche gesundheitsschädigenden Ausmaße das Rauchen hat. Dass dies eine von den Medien oder der Tabaklobby kreierte Wirklichkeit war, ist nicht zu bestreiten. Zu ihrem Punkt der Entscheidungsfindung muss ich sagen, dass ich das anders sehe. Meines Erachtens entscheidet man sich nicht rational, sondern eines Tages findet man eine Veränderung der eigenen Annahmen vor. Irgendwann betrachtet man sein eigenes Leben und stellt fest, dass man sich vielleicht noch grundsätzlicher verändern muss.[196] Ich denke, dass es auch so bei den ehemaligen Rauchern eine solche Veränderung der Annahmen gegeben hat. Raucher die auf ihr Recht weiterhin beharren, bleiben dabei in ihrem Ego eingeschlossen, welches sie weiter aufbauen und verteidigen müssen, insbesondere gegenüber den Nichtrauchern. Dieses Ego-Empfinden verwandelt sich in eine Blockade einer erstrebenswerten Ethik. Sie wollen keine Rücksicht auf die Nichtraucher nehmen, da sie es ja früher auch nicht mussten. Im Buddhismus gilt ein Selbstverständnis als ein solches wesenhaftes Ich in Verbindung mit einem starken Ego-Empfinden sogar als Ursache des Leidens.[197]

Siegfried: Wo wir wieder bei der Kultur wären. Eine andere Kultur in Ländern, die einen buddhistischen Glauben haben, begreifen das Ich anders, da sie in ihrer Kultur durch die Sozialisation gelernt haben, dieses Wirklichkeitsmodell auf diese Weise zu interpretieren.[198] Wenn Sie solche Ansichten verfolgen und sich anscheinend auch damit beschäftigen, dann sind Sie auch ein Konstruktivist?

---

[196] Pörksen B., S. 134.
[197] Pörksen B., S. 132.
[198] Pörksen B., S. 171.

Francisco: Nein, ich würde mich weder als Konstruktivisten, noch als Realisten bezeichnen. Für mich werden in diesen Denkweisen Erkenntnisse zu sehr verabsolutiert, so dass ich eher auf einem Mittelweg gehe, genauso wie ich das in der Diskussion um den Nichtraucherschutz sehe. Ich sehe dabei die Schwachstelle in der Gesellschaft und ihrem Zusammenwirken. Die Gesellschaft kann als ein emergierendes System beschreiben werden, das ineinander greift, aus lokal interagierenden Komponenten besteht, welche gemeinsame Regeln haben und diese verbinden. Dadurch entsteht ein emergentes Muster, ein Netzwerk, welches neue Eigenschaften aus seiner Dynamik entstehen lässt.[199] Im Falle des Streits um den Schutz der Nichtraucher gibt es zwar Regeln, jedoch können diese bisher nicht so verbunden werden, dass ein einheitliches und funktionierendes System für alle besteht. Dies beschreibt das Problem im emergierenden System der Gesellschaft. Hier muss eine Lösung in Form eines für alle geltenden Rechts her, um die Funktionalität des Systems weiterhin zu gewährleisten.

Siegfried: Die Theorie der Emergenz ist mir durchaus bekannt. Sie ist auch einleuchtend und beschreibt das System der Gesellschaft recht gut. Sie lässt sich auch auf die Wirklichkeit anwenden, denn Wirklichkeit emergiert aus kognitiven, sozialen und kulturellen Bedingung, die auf uns einwirken und von denen wir abhängig sind. Ich gehe in meinen Arbeiten stets von einem integrativen Konstruktivismus aus, der sich auch in diesem Falle anwenden lässt: Auf der einen Seite besitzt jedes Individuum kognitive Autonomie, das heißt, Raucher und Nichtraucher können ihre Meinung ausbilden, wie es ihnen gefällt und danach werden sie handeln wollen. Auf der anderen Seite jedoch sind sie durch ihr soziales Umfeld, ihre Kultur geprägt und sozialisiert.[200] Jeder Mensch muss sich an das geltende Recht halten, denn Geld und Recht regeln das Zusammenleben der Menschen. Somit werden Raucher sich darauf einstellen müssen, sich in bestimmten Situationen mit dem Rauchen einschränken zu müssen und Nichtraucher können nicht erwarten, dass man den Rauchern per Gesetz jede Möglichkeit nimmt, zu rauchen.

Francisco: Es lässt sich einfach nichts losgelöst betrachten. Dessen muss man sich stets bewusst sein. Was wir sind, gehört in die Sphäre der Intersubjektivität.[201]

---

[199] Pörksen B., S. 127–128.
[200] Pörksen B., S. 167.
[201] Pörksen B., S. 130.

Siegfried: Intersubjektivität ist ein guter Begriff. Die Schwachstelle zeigt sich daher für mich in der Intersubjektivität, insbesondere in der Auseinandersetzung der Individuen. Kommunikation wird dabei noch immer als Transfer von Information verstanden, jedoch ist es viel mehr ein Prozess, bei dem sich die einzelnen Individuen eine soziale Sinnkonstruktion aufbauen.[202] Daher kann man sich nie sicher sein, dass die Information so ankommt wie gedacht. Ich nehme an, dass es bisher einfach noch nicht bei einigen Rauchern angekommen ist, dass es für Nichtraucher nicht nur störend ist, wenn die ganze Umgebung verraucht ist, sondern dass sie wirkliche Bedenken um ihre Gesundheit durch den Passivrauch haben. Es soll schließlich keine Schikane sein, die Raucher aus Spaß auch im Winter vor die Tür zu setzen. Bei einigen Nichtrauchern scheint es wiederrum noch nicht angekommen zu sein, dass die Raucher zwar bereit sind, sich einzuschränken und Rücksicht zu nehmen, sich mit einem radikalen Rauchverbot jedoch in ihren Rechten willkürlich eingeschränkt fühlen.

Francisco: Nun ist es jedoch leichter gesagt als getan, den Austausch und das Verständnis zweier Parteien zu fördern. In die kognitiven Prozesse eines Individuums kann man nicht eingreifen, Kognition ist das Hervorbringen einer Welt[203], die mit der äußeren Welt in Abhängigkeit steht, ein komplexes System, welches sich auch nicht einfach anpassen lässt. Dass beide Parteien durch die Diskussion plötzlich das Anliegen des anderen verstehen und nachvollziehen können, daran zweifle ich gehörig. Auch das Volksbegehren, welches jetzt in Bayern durchgeführt wurde, kann keine kognitiven Einstellungen verändern. Insgesamt sehe ich in der Sache einen Prozess, der sich noch eine Weile hinziehen wird.

Siegfried: Kognition lässt sich für mich sogar mit dem gesamten Lebensprozess gleichsetzen, nicht nur mit der kategorialen Strukturierung oder Erfassung einer objektiven Außenwelt.[204] Der Begriff „Hervorbringen einer Welt" passt demnach sehr gut. Als gemeinsames Fundament muss in diesem Streit jedoch ein Gesetz fungieren, welches eine objektive Rolle einnehmen soll. Das Recht stellt Kohärenz her, es bindet die auseinander driftenden Kulturprogramme und die sich entfaltenden individuellen Ansprüche der Raucher und Nichtraucher zusammen. Recht ist das letzte Regulativ, das der Diskussion entzogen ist; seine Durchsetzung wird nicht von einem anderen Glauben, einem anderen Traditi-

---

[202] Pörksen B., S. 181.
[203] Pörksen B., S. 115.
[204] Schmidt S.J., S. 151.

onszusammenhang oder einer anderen Auffassung von der Natur des Menschen bestimmt, sondern gilt, da es entsemantisiert wurde, für alle gleichermaßen.[205] Im Falle des Nichtraucherschutzes stellt die Einführung eines für alle geltenden Rechts ein komplexes Unterfangen dar, da neben den unterschiedlichen Auffassungen der Raucher und Nichtraucher weitere Perspektiven mitmischen, wie zum Beispiel die Tabaklobby, das Gesundheitssystem und die Gastronomie. Jeweils werden diese Perspektiven in den Medien unterschiedlich repräsentiert, verschiedene Wahrheiten werden von den Medien, aber auch den unterschiedlichen Parteien konstruiert, wie ich bereits vorhin angemerkt habe.[206] Bund und Länder sollten dafür eine Beobachtungsebene einnehmen, welche ich der zweiten Ordnung zuschreibe. Dabei sollten sie beobachten, wie von Rauchern und Nichtrauchern der Alltag beobachtet wird, um durch diese übergeordnete Sichtweise zu einer adäquaten Lösung zu kommen.

Francisco: Es steht außer Frage, dass die Situation nur rechtlich zu lösen ist. Dennoch ist es enttäuschend, dass jede der Positionen in diesem Streit so sehr auf ihre Wahrheit besteht und diese durchsetzen will. Ein moralisches Verhalten beider Seiten, wie es in einer Gesellschaft doch nötig ist, kann ich dabei nicht erkennen. Das erschreckt mich schon sehr. Die buddhistische Tradition würde dazu anraten, sich stets selbst zu erforschen, die Ichlosigkeit und die intersubjektive Natur des Seins zu entdecken um dadurch zu einem von Mitgefühl und Sorge um den anderen getragenen Verhalten zu kommen.[207] Dadurch kann der Zustand des anderen zu einer mich direkt betroffenen Angelegenheit werden.[208] Wenn das im Streitfall der Raucher und Nichtraucher erreicht werden könnte, dann hätten Bund und Länder es nicht so schwer, eine allgemein verträgliche Lösung zu finden und das Zusammenleben in einer Gesellschaft wurde zudem erleichtert werden.

Siegfried: Wenn man mal von den notorischen Kettenrauchern absieht, welche kaum noch zu einer Einsicht gebracht werden können, so dreht sich die Frage eben noch um die Vereinbarkeit von Konsum in gastronomischen Betrieben und andern öffentlichen Bereichen. Nichtraucher haben bereits weitreichenden Schutz, wie zum Beispiel durch das Recht auf einen rauchfreien Arbeitsplatz. Dabei könnte man natürlich, wie Sie vorschlagen, an die Moral appellieren, wel-

---

[205] Pörksen B., S. 174.
[206] Pörksen B., S. 181.
[207] Pörksen B., S. 131.
[208] Pörksen B., S. 132.

che durch unsere Sozialisation in uns steckt, dennoch sollte man nicht vergessen, dass der Konsum von Zigaretten bei uns in Deutschland legal ist, die Raucher an sich nichts Falsches tun, solange sie nicht gewissenhaft Nichtraucher zu schädigen versuchen.

Francisco: Das möchte ich den Rauchern auch keinesfalls unterstellen. Wenn ich jedoch sehe, wie Eltern mit ihren Kindern im Auto sitzen und dieses vollqualmen, so stellt sich mir die Frage, wo denn die Ethik geblieben ist. Eine solche Situation auch noch rechtlich zu bestimmen, würde vermutlich zu weit gehen. Doch in mir zeigt sich in einer solchen Situation ein ganz spontanes Mitgefühl, für die Kinder, welche ohne es zu wissen, darunter leiden müssen. Dennoch muss jedes Individuum selbst einen Sinn für Moral entwickeln, das kann man nicht erzwingen. Ich plädiere daher für eine kontinuierliche Erforschung des Selbst, eine intensive Auseinandersetzung mit sich selbst, wodurch verantwortliche Handlung entsteht.[209] Dies haben viele Menschen in einer ruhelosen Zeit wohl verlernt. Es ist natürlich kein einfaches Unterfangen, den Gedanken einer Ichlosigkeit einmal nachzuvollziehen, jedoch würde dieser einen neuen Denkanstoß schaffen und die Streitdiskussion entschärfen.

Siegfried: Das ist kein schlechter Ansatz, wenn diese Erkenntnis auch bei allen ankommen könnte. Jedoch ist es vermutlich nicht leicht in dieses Land buddhistische Denkweisen einzupflegen.

Francisco: Das sollte auch nicht das Ziel sein. Lediglich sollten neue Denkweisen erkannt werden, das wäre bereits ein Fortschritt. Zum Nichtraucherschutz würde ich plakativ einwerfen, es wäre einfach falsch zu rauchen, da alles falsch ist, was einen umbringt.[210] Die erschreckenden Ergebnisse von Krebsstudien und die Konsequenzen, die intensive Langzeitraucher ertragen müssen, wären dafür ein faktisches Zeichen.

Siegfried: Ja, das mag in diesem Falle zutreffen, aber lässt sich das verallgemeinern? Schließlich sind Fakten ja auch nur wieder ein Produkt der Menschen, etwas von ihnen gemachtes.[211] Diese Fakten sind zwar Wissen, was wir von der Welt erfahren und dann formulieren, man forscht empirisch, dennoch immer in einem begrenzten Rahmen, denn die Wahrheit lässt sich nicht einfach messen.

---

[209] Pörksen B., S. 132.
[210] Pörksen B., S. 122.
[211] Pörksen B., S. 183.

Francisco: Man kann nie mit letztgültiger Sicherheit etwas beweisen, es muss diskutiert werden und man erkennt, welche Theorie besser funktioniert.[212] Für viele Raucher funktioniert die Theorie zum Beispiel, dass sie ihren Konsum mit der Sucht entschuldigen. Sie geben an, für das enorme Verlangen nichts zu können, der Körper würde es einfach fordern. Für mich klingt das sehr nach einem Verflüchtigen – hinaus aus der Verantwortung. Sie verflüchtigen sich in emergente Muster ihres Körpers, für welche sie nicht gerade stehen wollen.

Siegfried: Wer immer dasselbe von sich äußert, dieselben Ansichten vertritt, sollte sich Sorgen machen. Raucher die auf ihrer Theorie beharren, dass sie süchtig sind und daher einfach nicht aufhören können und sich auch nur schwer einschränken wollen, halte ich ebenso für verantwortungslos. Mir ist oft vorgeworfen worden, dass ich beständig meine Positionen wechsle, sie schlicht aufgebe oder mich in Widersprüche verwickle. Vielen gilt dies als verantwortungslos. Dagegen sehe ich das gerade als Verantwortungsbewusstsein, denn auf diesem Wege erfährt man direkt seine These, dass jedes System in Bewegung ist und dass jede Wirklichkeit dazu führt, dass das System umkonditioniert wird, an einem selbst.[213] Positionen und Auffassungen wandeln sich schließlich ständig, man sollte sie auch ständig hinterfragen. Das ist der Lauf der Zeit und man sollte es mit Gelassenheit nehmen.

Francisco: Allerdings, es ist auch meine Meinung, dass man die Augen immer offen halten sollte und stets seine eigenen Handlungen und Ansichten prüfen, um an sich zu arbeiten. Man muss den Kontext seiner Betrachtung erweitern, um überhaupt urteilen zu können. Die Frage um den Nichtraucherschutz stellt damit eine neue Herausforderung für die Gesellschaft dar, neue Werte zu formulieren, welche von allen angenommen werden und gelten können. Dabei muss sich das Bewusstsein der unterschiedlichen Parteien ändern, sie müssen in der Lage sein, sich in den andern auch hineinversetzen zu können. Die Spiegelung im anderen macht das Bewusstsein dieses anderen zum eigenen Bewusstsein.[214]

Siegfried: Da stimme ich ihnen zu. Letzten Endes kann man jedem einzelnen nur raten, scheinbar vertraute Dinge immer wieder mit einem fremden Blick zu betrachten, auch einmal über den gewohnten Tellerrand zu blicken und nicht nur das eine für wahr zu halten. Wenn das erreicht werden kann und damit vermittelt wird, dass nicht nur eine Wahrheit die Richtige ist, sondern dass auch andere

---

[212] Pörksen B., S. 122–123.
[213] Pörksen B., S. 187.
[214] Pörksen B., S. 129.

Sichtweisen durchaus wahr sein können und diese nebeneinander existieren können, so würde man nicht nur die Debatte um den Nichtraucherschutz entspannt ausdiskutieren, sondern viele andere Streitigkeiten der Weltbevölkerung ebenso.

Sehr geehrte Damen und Herren. In Kürze erreichen wir Münster Hauptbahnhof. Wir hoffen, Sie hatten eine angenehme Fahrt mit uns und wir dürfen Sie bald wieder in den zügen der Deutschen Bahn begrüßen. Der Ausstieg befindet sich in Fahrtrichtung links.

Francisco: Das sollten nun wohl die Schlussworte unserer Diskussion sein. Die lange Fahrt haben wir jedenfalls schnell hinter uns gebracht. Es hat mich sehr gefreut, sich mit Ihnen so tiefgehend über ein Alltagsproblem aus konstruktivistischer Sicht zu unterhalten.

Siegfried: Das kann ich nur zurückgeben! Es war sehr aufschlussreich, insbesondere auch Denkweisen einer anderen Richtung und trotzdem vergleichbar zu hören. Man sollte doch immer über den Tellerrand hinausblicken. Ich wünsche Ihnen einen schönen Tag, Herr... Wie ist eigentlich Ihr Name?

Francisco: Mein Name ist Varela, Francisco Varela. Und Ihr Name?

Siegfried: Sagen Sie nur, das ist vielleicht ein Zufall. Ich habe schon sehr viel von Ihnen gelesen. Ich bin Siegfried Schmidt.

Francisco: Nun, das hätte ich mir auch denken können.

Münster Hauptbahnhof. Siegfried und Francisco treten zusammen aus den Zug, nicken sich ein letztes Mal freundlich zu und verlassen den Bahnhof in unterschiedliche Richtungen.

Literaturverzeichnis

Ohne Autor. (2006). Podcasting im Bildungscontext – Medienpädagogik Augsburg. Professur für Medienpädagogik.
URL: http://medienpaedagogik.phil.uni-augsburg.de/podcast/ (08.02.2010)

Pörksen, B. (2001). Abschied vom Absoluten. Gespräche zum Konstruktivismus. Heidelberg: Carl-Auer.

Schmidt, S. J. (1998). Entführung in den Konstruktivismus. 4. Auflage. München: Piper-Verlag.

Spiegel Online GmbH. (2009). Wirkungslose Gesetze: Dichter Qualm trotz Rauchverbot. Spiegel OnlineGmbH.
URL: http://www.spiegel.de/politik/deutschland/0,1518,609404,00.html (08.02.2010)

Spiegel Online GmbH. (2009). Rauchverbot: Bayern drücken Seehofer Volksentscheid aufs Auge. Spiegel Online GmbH.
URL: http://www.spiegel.de/politik/deutschland/0,1518,665003,00.html (08.02.2010)

Anmerkung des Verfassers:

Die aufgeführten Dialoge entsprechen keiner tatsächlichen Äußerung der beschriebenen Personen. Einzelne Thesen und Kerngedanken der Personen sind durch Fußnoten gekennzeichnet und ihre Quelle angegeben. Weitere Ausführungen wurden vom Verfasser ergänzt.

„…Und wenn ich kurz vorm Herzinfarkt bin, werden mir die Ärzte schon helfen…"
Über Gerechtigkeit im Gesundheitswesen bei Menschen mit riskantem Gesundheitsverhalten am Beispiel des Rauchens
von Christian Matysik

Essay

Eine Zigarette zu rauchen gibt den Händen etwas zu tun, wirkt anregend, senkt die Appetitschwelle, erleichtert es in Interaktion mit anderen zu treten. Vermutlich gerade die entspannende Wirkung, die somit zum Stressabbau beiträgt, macht das Paffen heute für knapp ein Drittel der über 15-jährigen Bevölkerung Deutschlands derart lohnenswert. Viele Menschen versuchen Belastungen durch den Griff zur Zigarette zu bewältigen. Vor den 1940er Jahren empfahlen Ärzte ihren Patienten aus Entspannungsgründen sogar das Rauchen (vgl. Schwarzer 2004: 309f.).

Allerdings wandelte sich das Bild der Zigarette nach den ersten empirischen Studien über die negativen Gesundheitsauswirkungen des dauerhaften Konsums. Heute gilt das Inhalieren von Tabakrauch als die größte indirekte und vermeidbare Todesursache (vgl. ebd.: 105f.). Unter anderem sind Krebs, Herzinfarkt, Schlaganfall und chronische Atemwegserkrankungen in ihrer Häufigkeit vermehrt bei Rauchern als bei Nichtrauchern vorzufinden. Dadurch ist in vielen Fällen mit einer Verkürzung der Lebenszeit zu rechnen.

Dieses Wissen ist bis zur heutigen Zeit in alle Bildungsschichten vorgedrungen. Ist das Wissen aber auch bis in das Bewusstsein der Menschen vorgedrungen? Obwohl die Zahl der Raucher rückläufig ist, bemühen sich gerade Jugendliche – trotz der unangenehmen Wirkungen des erstmaligen Rauchens – dieses schädigende Gesundheitsverhalten „zu erlernen" und führen ihren Körper in die Gewöhnung und zur Abhängigkeit (vgl. Hackauf, Winzen 2004: 118ff. und Lampert, Richter 2006: 199ff.).

Winston Churchill formulierte, meiner Meinung nach sehr passend: „Ein leidenschaftlicher Raucher, der immer von der Gefahr des Rauchens für die Gesundheit liest, hört in den meisten Fällen auf – zu lesen". Sehen somit Raucher, aufgrund ihrer Abhängigkeit, ihre Gesundheit nicht als „höchstes Gut" an? Des Weiteren stellen sich mir in diesem Zusammenhang folgende Fragen: Hat jeder ein Recht auf Gesundheit? Wenn jeder ein Recht darauf hat, besitzt dann jeder auch eine Gesundheitspflicht? Kommen Raucher ihren Gesundheitspflichten demnach nicht nach und sind deshalb selbst für ihre [wahrscheinlich] nachfolgenden Erkrankungen verantwortlich? Sollten Raucher deshalb Zusatzabgaben in das nach solidarischen Prinzipien organisierte deutsche Gesundheitssystem leisten? Sollen sie ganz vom System der gesetzlichen Krankenkassen ausgeschlossen werden und jede in Anspruch genommene ärztliche Maßnahme, die auf ihr Rauchen zurückgeführt wird, selbst zahlen? All diese Fragen bedürfen des medizin-ethischen Diskurses, welcher im Zentrum dieses Essays steht.

Die Raucherquote in Abhängigkeit der gesellschaftlichen Schicht ist bisher häufig untersucht worden. Als Ergebnis wurde stets deutlich, dass die Wahrscheinlichkeit der physischen und psychischen Nikotinabhängigkeit umso höher ist, je niedriger Bildungsstand und Einkommen der Menschen ist (vgl. Schwarzer 2005: 311f.). Die Ursachen für diesen Befund sind dabei vielseitig. Der Psychologe Schwarzer betont in diesem Zusammenhang, dass das Rauchen aber immer individuelles Verhalten mit situativen und persönlichen Einflussgrößen ist (vgl. ebd.: 312ff.).

Da der Ausstieg aus der Abhängigkeit, aufgrund des hohen Suchtpotentials, schlecht gelingt, gilt die Verhinderung des Einstiegs in das Rauchen als oberes Präventionsziel (vgl. Maschewski-Schneider 2010: 31.e1). Das Gesundheitsziel „Tabakkonsum reduzieren" umfasst des Weiteren folgende Zielbereiche: Tabaksteuererhöhungen, vollständiges Verbot von Tabakwerbung, Schutz vor Passivrauchen, Förderung des Ausstiegs aus der Tabakabhängigkeit (vgl. ebd.: 31.e1).

Schwarzer nimmt in diesem Zusammenhang an, dass unter allen Maßnahmen zur Gesundheitsförderung, die Verringerung des Einstiegs in das Rauchen die effektivste Einzelmaßnahme darstellt und deshalb immer wieder wirksamere Maßnahmen zur Tabakkontrolle gefordert werden (vgl. Schwarzer 323ff.). Ist eine Präventionsstrategie gegen das Rauchen nicht unserer aller Verantwortung gegenüber der jungen Generation? Greift man damit zu sehr in die Autonomie der Person ein? Führt gerade das staatliche Eingreifen in diese individuellen Angelegenheiten dazu, dass die Chancen zum gesunden Leben für den Einzelnen verbessert werden? Würde man nicht dadurch gerade den Benachteiligten eine vom sozialen Rang unabhängige Gesundheitsbiografie erst ermöglichen?

Auf der anderen Seite ist unsere moderne Gesellschaft durch eine steigende Lebenserwartung gekennzeichnet. Hense fragt in diesem Zusammenhang, ob deshalb überhaupt Anlass für derartige Zwangsmaßnahmen zur Sicherung der Gesundheit besteht (vgl. Hense 2007: 301f.)? Sollten wir nicht lieber einige Jahre besonders – auch mit gesundheitsschädigendem Verhalten – genießen, anstatt krampfhaft zu versuchen möglichst alt (und dabei unglücklich?) zu werden?

Überhaupt gab es in der Diskussion um Gesundheit einen Paradigmenwechsel. Bei der WHO-Konferenz von Alma-Ata 1978 hieß es damals noch: „Health for All – by the Year 2000". Hieraus resultiert besonders das Recht auf Gesundheit. Auch in der Verfassung findet man ein individuelles Selbstbestimmungsrecht über die leibliche Integrität. Eine Pflicht zur Gesundheit ist darin jedoch nicht verankert. Hense bemerkt dabei, dass der Inhaber eines subjektiven Rechts nicht zugleich Pflichtensubjekt im Blick auf das gleiche Schutzgebiet sein kann (vgl. ebd. 2007: 301).

Ist damit gemeint, dass ein jeder auch ein Recht auf Krankheit hat? Damit wäre eine Pflicht zur Gesundheit weiterhin auszuschließen. Auf der anderen Seite darf das Selbstbestimmungsrecht im Interesse anderer legitimierter Gemeinwohlbelange eingeschränkt werden (vgl. Höfling 2009: 287f.). Liegt die individuelle Gesundheit im Bereich des Gemeinwohls? Erfordern somit der Schutz der Rechte anderer bzw. die Erfordernisse des Gemeinwohls eine individuelle Gesundheitspflicht? Kann somit die Entscheidungsautonomie des Einzelnen beschnitten werden? Verliert dadurch etwa sogar die Gesundheitspflicht den Charakter einer Privatangelegenheit? Ist somit Gesundheit ein öffentliches Gut, das um seiner selbst Willen zu schützen ist? Kann somit verhindert werden, dass sich soziale Unterschiede auf den Gesundheitszustand auswirken?

Das Solidarprinzip des Gesundheitswesens steckt schon länger in der Finanzkrise. Es sind nach Vermeulen somit gerechte Entscheidungsfindungsprozesse nötig, um solidarisch finanzierte Gesundheitsleistungen zu legitimieren (vgl. Vermeulen 2005: 55). Eine maximalistische Gesundheitsversorgung zu Lasten von drohenden Beeinträchtigungen anderer Sozialleistungen ist dabei nicht erstrebenswert. Der Jurist Dederer argumentiert hierzu, dass Gesundheit ein Gemeinschaftsgut von hohem Rang ist, es aber auf eine umfangreiche Gesundheitsversorgung für den Einzelnen kein durch die Verfassung begründeter Rechtsanspruch existiert (vgl. ebd.: 55f.). Gewährt die Verfassung dabei nur ein gesundheitliches Existenzminimum?

Es gilt einen „gesunden" Mittelweg im Versorgungssystem zu finden. Dabei muss zwischen der ungleichen Verteilung, die ein freier Markt schaffen würde, und der ineffizienten Verteilung durch ein staatlich organisiertes System vermittelt werden (vgl. ebd.: 56). Dabei wird nach Wolfram Höfling die klassisch-normative Leitidee der ärztlichen Hilfe zunehmend durch den Leitbegriff der präferenz-orientierten Dienstleistung abgelöst (vgl. Höfling 2009: 288). Ist es somit nicht mehr vertretbar, dass verpflichtende Maßnahmen zur Prävention chronischer Krankheiten eingeführt werden? Stellt dies eine unangemessene Einschränkung der individuellen Freiheit dar? Kommt dieses Denken daher, dass viele chronische Erkrankungen als normal, regelhaft und schicksalhaft in ihrem Auftreten angesehen werden?

Es ist zu beachten, dass viele chronische Erkrankungen aus riskantem Gesundheitsverhalten resultieren. Beispielsweise hätten laut Schätzungen Schwarzers 90 Prozent der an Lungenkrebs Erkrankten diese Krankheit nie bekommen, wenn sie nie geraucht hätten (vgl. Schwarzer 2004: 105). Sollen somit diejenigen, die ein tadelloses Gesundheitsverhalten gewählt haben, finanziell für die „rücksichtslose Bevölkerung" aufkommen? Ist das gerecht? Sollen diejenigen, die sich vernünftig verhalten und Einschränkungen ihrer Lebensmöglichkeiten in Kauf nehmen, die Last tragen, dass andere es nicht tun?

Auf der anderen Seite sind menschliche Verhaltensweisen nicht immer freiwillig gewählt, sodass es kein simpler Entschluss ist, davon abzulassen. Patzig bemerkt dabei, dass viele Lebensgewohnheiten – dazu ist riskantes Gesundheitsverhalten zu zählen – nicht eine Krankheit an sich darstellen, sondern schon selbst Symptome einer psychischen Erkrankung seien (vgl. Patzig 1993: 81). Ist somit beispielsweise ein Mensch mit posttraumatischer Belastungsstörung, der infolge eines einschneidenden Ereignisses zur Psychostimulanz Nikotin gegriffen hat, als „rücksichtsloser Bürger" einzustufen, da seine Folgeerkrankungen aus den solidarisch finanzierten Mitteln des gesetzlichen Gesundheitssystems finanziert werden? Wo ist die Trennung zu ziehen? Wer hat den Freiheitsgrad sein Leben überhaupt gesund führen zu können? Und selbst wenn das Können vorhanden ist, wird ein Können in diesem Zusammenhang gleichzeitig ein Wollen, welches zwingend in eine Handlung überführt wird? Hat ein jeder dabei nicht das Recht auf eine freie Prioritätenwahl bezüglich seines Lebens? Besteht die Verantwortung wenn schon nicht sich selbst gegenüber, dann wenigstens gegenüber anderen bzw. dem Gemeinwohl gesundheitsbewusst zu verhalten? Existiert gar eine staatliche Legitimation für Zwangsmaßnahmen, da der Einzelne gar nicht in der Lage ist, sich gemeinwohlorientiert zu verhalten?

Die Risikowahrnehmung bezüglich der Gesundheitsgefahren des Rauchens sind in der Bevölkerung zwar vorhanden, doch die Einschätzung des persönlichen Risikos Folgeerkrankungen zu erleiden, schätzen viele Menschen laut dem Psychologen Schwarzer als unrealistisch niedrig ein (vgl. Schwarzer 2004: 323). Zudem sehen sie geringe Erfolgsaussichten für ihre eigene Entwöhnung und äußern, dass Gesundheit und Krankheit in diesem Zusammenhang eher zufällig in der Bevölkerung verteilt sind (vgl. ebd.: 323). Die Risikowahrnehmung beim Autofahren ist laut Hense höher, sodass das Anschnallen als „akzeptierte Zwangsmaßnahme" gilt (vgl. Hense 2007: 302f.). Woher kommt es, dass eine solche Zwangsmaßnahme toleriert wird? Liegt es daran, dass die gesundheitlichen Folgen eines Unfalls für den Einzelnen sofort ersichtlich sind? Beim Rauchen dagegen dauert es in der Regel Jahrzehnte, bis sich ernste Schädigungen einstellen. Besitzen viele Menschen diese prospektive Verantwortung für sich selbst gar nicht? Wie würden sie dann reagieren, wenn Zwangsmaßnahmen beim Rauchen eingeführt werden? Werden verpflichtende Maßnahmen zum Wohle des präventiven Gedankens als unangemessene Einschränkungen der individuellen Freiheit wahrgenommen? Stellt die Tabaksteuer bereits eine derartige Zwangsmaßnahme dar?

Viele Raucher beschweren sich über die, ihrer Meinung nach, hohen Zigarettenpreise. Die Kosten, die ein schädlicher Zigarettengebrauch auslösen kann, sind dagegen – auch wenn nur monetär betrachtet – um ein Vielfaches höher, als der Raucher jemals für Zigaretten ausgegeben hat. Sollte deshalb die Tabaksteuer verhältnismäßig hoch gewählt werden? Steigt mit der Anhebung der Zigarettenpreise dann gleichzeitig die Risikowahrnehmung der Bevölkerung bezüglich der Schäden des Rauchens? Und wäre es nicht umso fairer, wenn die Einnahmen der Tabaksteuer ausschließlich dafür verwendet werden die Gesundheitsschäden, die auf das Rauchen zurückgeführt werden können, zu finanzieren? Damit würden die Krankheitskosten und die gesellschaftlichen Kosten des Rauchens von den Verursachern selbst getragen werden (vgl. Klever-Deichert, Plampert 2007: 19.e1). Wäre damit der „Missbrauch des Solidargedankens", den die Raucher an den Tag legen, zwar weiterhin moralisch fragwürdig, aber wenigstens finanziert?

In unserer modernen Gesellschaft haben sich komplexe Lebensstile herausgebildet. Das Rauchen stellt einen Faktor für die Beteiligung an anderen riskanten gesundheitsrelevanten Verhaltensweisen dar, ist jedoch nicht als alleiniger „Sündenbock" anzusehen. Eine Isolierung welche Krankheit nun mit absoluter Sicherheit auf das Rauchen zurückgeführt werden kann, ist somit nahezu unmöglich (vgl. Schwarzer 2004: 105ff.). Das kausale Zurückführen ist durch die multifaktoriellen Krankheitsgenesen somit ausgeschlossen. Zugleich betont Schwarzer den Synergismus von Risikofaktoren: das Risiko einer Erkrankung ist bei mehreren gesundheitsschädlichen Verhaltensweisen als mathematisches Produkt und nicht als Summe der einzelnen Faktoren anzusehen (vgl. ebd: 28ff.). Sollen Betroffene Risikozuschläge oder Ähnliches zahlen? Warum soll die Solidargemeinschaft für besonders risikoreiche Handlungen ihrer Mitglieder aufkommen? Wäre somit eine private Zusatzversicherung vertretbar (vgl. Depenheuer 2009: 137)? Andererseits fragt sich Hense, ob man ein Verhalten bestrafen kann, „nur" weil man krank geworden ist und sich viele Gesunde auch schuldig gemacht haben (vgl. Hense 2007: 303f.)? Aber ist deshalb gleich ein Malus-Konzept bezüglich des Gesundheitsverhaltens nicht annehmbar? Selbst wenn ein Raucher nicht erkrankt, so nimmt er doch das erhöhte Risiko auf Herz- oder Gefäßerkrankungen und Co. in Kauf.

Es steht fest, dass die Lebenserwartung bei Rauchern herabgesetzt ist. Sind somit die erhöhten Kosten für die ohnehin bei Rauchern reduzierte Gesundheit mit den potenziell wenigeren Lebensjahren abgegolten, da der frühere Eintritt des Todes ja sowieso häufig außerhalb des erwerbsfähigen Lebens liegt? Damit würden Renten eingespart. Könnte ein Bonussystem der gerechten Finanzierung dienen?

Im Krankheitsfall wird laut Hense ein therapiegerechtes Verhalten belohnt (vgl. ebd.: 304). Auf präventiver Ebene finden sich dabei weniger geeignete Ansätze. Warum sollte nicht auch Prävention [besser] prämiert werden? Ist es für den Einzelnen kein Anreiz eine Be- bzw. Vergünstigung oder eine bessere Behandlung zu erhalten, indem er Risikoverhaltensweisen bezüglich der Gesundheit weitgehend vermeidet? Mit derartigen Stimuli könnte es meiner Meinung nach gelingen mehr Jugendliche vom Rauchen fernzuhalten; aber gleichzeitig stellt sich mir die Frage, ob dann genau jene Jugendlichen nicht mit dem Rauchen beginnen würden, die sowieso nach kurzer Zeit wieder von selbst aufgehört hätten? Könnten auch die Gesundheitsnihilisten – vorrangig aus unteren sozialen Schichten – von derartigen Maßnahmen profitieren (vgl. Hackauf, Winzen 2004: 118ff.)?

Eine radikale Möglichkeit Menschen mit riskantem Gesundheitsverhalten zu sanktionieren, wäre ein völliger Leistungsausschluss aus der Krankenkasse. Denn wer raucht, vernachlässigt seine Gesundheitspflicht und handelt deshalb nicht eigenverantwortlich. Durch solche Lebensweisen würde man sich vom System der Verteilung solidarisch-finanzierter Mittel des Gesundheitssystems verabschieden (vgl. Depenheuer 2009: 129f.). Hier findet sich aber sofort das Argument, dass der Ausschluss dahingehend ungerecht ist, da geächtete Verhaltensweisen und deren Behandlung demjenigen weiterhin möglich sind, der die nötigen Geldquellen dafür hat (vgl. ebd.: 129f.). Somit ist diese Möglichkeit aus sozial-ethischen Gründen nicht vertretbar.

Die angedeutete Diskussion verdeutlicht, dass es in Zukunft meiner Meinung nach einen Paradigmenwechsel in der gesetzlichen Krankenversicherung geben muss, um eine einigermaßen gerechte und qualitativ hochwertige Krankenversicherung zu gewährleisten. Der Anteil an alten, chronisch kranken Menschen wird immer weiter steigen. Im Gegensatz dazu nimmt die Zahl der in das Gesundheitssystem einzahlenden Bevölkerung in Zukunft ab. Die Gesundheitsbildung muss fortwährend einen hohen Stellenwert haben, wenn nicht sogar ausgebaut werden. Ebenso sollten Gesundheitsaufklärung und Gesundheitsberatung einen höheren Stellenwert erlangen (vgl. Schwarzer 2004: 340ff.). Der Fokus sollte in Zukunft auf Gesundheitsförderung und Prävention, statt nur auf Therapie liegen. Anders gesprochen: Bei einem Auto mit niedrigem Motorölstand füllt man dieses nach und wartet nicht auf den Schaden, um anschließend den Motor auszutauschen. Das Gesundheitsbewusstsein und die Motivation zu diesem Verhalten gilt es in der Bevölkerung zu stärken. Schon Immanuel Kant äußerte, dass die Vorsorge für die eigene Gesundheit eine moralische Pflicht darstellt. Günther Patzig argumentiert, auf ihn Bezug nehmend, dass diese Pflicht nicht für sich selbst, sondern als Pflicht gegenüber anderen anzusehen ist (vgl. Patzig 1993: 75). Jeder Einzelne sollte sich dabei als Mitwirkender an der Gemeinschaftsaufgabe „Gesundheit fördern und erhalten" sehen. Anstelle eines Malus-Konzeptes sehe ich ein Bonus-Konzept für gesundheitskonformes Verhalten als geeignet an. Es müssen Indikatoren gefunden werden, die dieses gesundheitsbewusste Verhalten untermauern und somit von Fachkräften eingeschätzt werden können. Die Kontrolle des Zigarettenkonsums sollte dabei eine zentrale Rolle einnehmen.

Jeder könnte selbst entscheiden, ob er diesen Gesundheitsbonus wahrnimmt oder ob die ihm zustehende Begünstigung in den großen Gesundheitstopf geworfen wird, um besonders denjenigen Leistungen zu ermöglichen, welche nicht in der Lage sind für ein derart gesundheitsbewusstes Verhalten eigenständig zu sorgen. Unterstützen würde dies eine staatliche Subventionskultur, die beispielsweise in Bezug auf Ernährung, gesundheitsförderliche Waren erschwinglicher macht. Finanzieren könnte man dies mit Zusatzabgaben auf gesundheitsschädigende Nahrungsmittel. Dadurch könnten sich erst recht Menschen aus benachteiligten Einkommensschichten (nur?) ein gesundheitsförderliches Verhalten leisten. In diesem Zusammenhang gilt es, eine gesundheitskonforme Lebensführung zum Erhalt des Bonus zu überprüfen, ohne ein Nachweis- oder ein Kontrollregime aufzubauen. Einen derart hohen grundrechtlichen Preis zu zahlen, wäre inakzeptabel (vgl. Höfling 2009: 286ff.). In Bezug auf das Tabakrauchen würde, durch das gestiegene Gesundheitsbewusstsein in der Bevölkerung, somit der gesellschaftliche Druck auf die Raucher weiter steigen und einige Raucher dazu bewegen, den Glimmstängeln den Rücken zuzukehren. Zudem wäre der weiter steigende Preis für Zigaretten, Zigarren und Co. ein ausschlaggebender Punkt, dass die Kosten den Nutzen für den Einzelnen einfach übersteigen. In Raucherentwöhnungsprojekte ist zu investieren (vgl. Schwarzer 2004: 323ff.).

In diesem Ausmaß sehe ich es als gerechtfertigt an, dass der einzelne Bürger an selbst gefährdenden Handlungsweisen gehindert wird bzw. einen hohen individuellen Preis zahlen müsste. Allerdings würden diese Maßnahmen bei einem höheren Gesundheitsbewusstsein der Bevölkerung gar nicht mehr als einschneidend, sondern als korrekt angesehen werden. Dadurch können wir dem Gesundheitsziel „Tabakkonsum reduzieren" ein großes Stück näher kommen, was meiner Meinung nach einen sozialen Gesamtnutzen von hohem Ausmaß bedeutet, von dem wir letztendlich alle profitieren.

Literaturverzeichnis

Depenheuer, Otto, 2009: Solidarität im Verfassungsstaat. Grundlegung einer normativen Theorie der Verteilung. Norderstedt.

Hackauf, Horst / Winzen, Gerda, 2004: Gesundheit und soziale Lage von jungen Menschen in Europa. Wiesbaden.

Hense, Hans-Werner, 2007: Pflicht zur Erhaltung und Förderung der Gesundheit…?; in: Zeitschrift für ärztliche Fortbildung und Qualität im Gesundheitswesen 101 (2007): 300-306.

Höfling, Wolfram, 2009: Recht auf Selbstbestimmung versus Pflicht zur Gesundheit, in: Zeitschrift für Evidenz, Fortbildung und Qualität im Gesundheitswesen 103 (2009): 286-292.

Klever-Deichert, Gabriele / Plamper, Evelyn, 2007: Tabakkontrolle zwischen Ökonomie und Ethik, in: Public Health Forum 15, Heft 54 (2007): 19.e1-19.e3.

Lampert, Thomas / Richter, Matthias, 2006: Gesundheitliche Ungleichheit bei Kindern und Jugendlichen, in: Richter, Matthias / Hurrelmann, Klaus. (Hrsg.), Gesundheitliche Ungleichheit. Grundlagen, Probleme, Perspektiven. Wiesbaden.

Maschewsky-Schneider, Ulrike, 2010: Prävention von Tabakkonsum und Tabakabhängigkeit, in: Public Health Forum 18, Heft 67 (2010): 31.e1-31.e3.

Patzig, Günther, 1993: Gesammelte Schriften 2. Aufsätze zur antiken Philosophie. Göttingen.

Schwarzer, Ralf, 2004: Psychologie des Gesundheitsverhaltens. Einführung in die Gesundheitspsychologie. Göttingen.

Vermeulen, Verena, 2005: Gesundheit – Unser höchstes Gut?, in: Ethik in der Medizin 1/2005: 55f.

Der Kampf gegen den blauen Dunst.
PR-Kampagnen im Gesundheitssektor am Beispiel der europäischen Anti-Raucher-Kampagne „HELP"
von Marina Deck

Einleitung

„Wie vernünftig wollen wir leben?" (Leicht, 2005) fragt die Zeit die deutschen Raucher. Daraufhin meldet das Blatt: „Deutschland wird zum Nichtraucherland. Und die Raucher ziehen sich zurück auf die schlechten Plätze." (Barnsteiner, 2005). Und der EU-Kommissar für Gesundheit und Verbraucherschutz erklärt der Presse sein großes Ziel, bis zum Jahr 2009 auf dem gesamten Gebiet der Europäischen Union ein öffentliches Raucherverbot zu erreichen (vgl. Russ, 11. April 2005). Der Blick in die Medien zeigt, dass in der rauchenden Gesellschaft ein gesundheitliches Anliegen verstärkt ins Rollen kommt. Denn die Erfahrungen der letzten Zeit offenbaren: Wer sich dem Tabakgenuss hingibt, kann auf Dauer nur verlieren. Aber wollen wir eine Gesellschaft der Verlierer? Gesundheit gilt vielen als höchstes Gut; so auch der Europäischen Union, die sich der Wahrung der Menschenrechte und einem Leben in Würde und Frieden verschrieben hat. Aber wie kann man das Wissen um die Folgen des Rauchens, die Vernunft und die gelebte Gesundheitspraxis der Bürger auf einen Nenner bringen? Eine Möglichkeit stellt die gezielte Kommunikation mit betroffenen Bevölkerungsgruppen dar. Deshalb greifen viele Mitglieder der europäischen Gemeinschaft auf Anti-Raucher-Kampagnen zurück.

Für die vorliegende Arbeit ist es daher von besonderem Interesse, den Kampf gegen den Tabakkonsum mit dem PR-Instrument Kampagne zu untersuchen. Das erfolgt anhand eines konkreten Beispiels, indem die aktuelle Anti-Tabak-Kampagne der Europäischen Union „HELP – Für ein rauchfreies Leben" präsentiert wird. Zunächst werden PR-Kampagnen im Allgemeinen beleuchtet. Da Anti-Raucher-Kampagnen dem Themenfeld „Gesundheit" zuzuordnen sind, wird daraufhin die wissenschaftliche Disziplin der Gesundheitskommunikation vorgestellt und in ihren Grundzügen skizziert. Daran schließt sich die Betrachtung des spezifischen Kommunikationsinstruments „Gesundheitskampagne" an, wobei auf ihre Aufgaben, gesellschaftlich-sozialen Hintergrund sowie Wirkungspotential eingegangen wird. Im Mittelpunkt der weiteren Ausführungen steht das Vorgehen der EU gegen das Rauchen. Nach einem Einblick in die gesundheitlichen Schäden werden die gesellschaftlichen Entwicklungen in der EU ausführlich dargestellt. Sie sollen den Ernst des Sachverhalts und die dringende Notwendigkeit, gegen die gefährliche Sucht anzukämpfen, verdeutlichen. Hiernach wird vor dem Hintergrund der Ziele und Zwecke der europäischen Public Health Politik das Handlungsspektrum der EU im Kampf gegen den blauen Dunst herausgearbeitet. Im letzten Teil der Arbeit wird der Blick auf das europäische Praxisbeispiel gerichtet. Hier wird die Kampagne „HELP" im Hinblick auf Konzeption und Durchführung vorgestellt und im Anschluss daran diskutiert. Abschließend werden Überlegungen zur vorgestellten Gesundheitskampagne in einem Fazit zusammengetragen.

Theoretische Grundlagen

PR - Kampagnen

Ob Parteien, Wirtschaftsunternehmen, Kirchen, Verbände, Umweltorganisationen, oder Gewerkschaften, viele Akteure der heutigen Informations- und Mediengesellschaft nutzen PR-Kampagnen als einen Weg, um in der sozialen Wirklichkeit wahrgenommen zu werden und bestimmte Ziele zu erreichen. Kampagnen sind als Informations- und Kommunikationsprozesse zu begreifen, die öffentlich, zeitlich befristet und thematisch begrenzt sind. Sie verfolgen klar definierte Ziele und überschreiten eindeutig „das Basisniveau routinemäßiger oder kontinuierlicher Aktivität einer Organisation" (Bentele 2004, 307). Allgemein gesprochen sollen damit Individuen, einzelne soziale Gruppen oder ganze Gesellschaften beeinflusst werden (vgl. Rogers/Storey 1989, 818). Das vollzieht sich über eine durchdachte Formulierung sowie organisierte und koordinierte Verbreitung von Botschaften über mehrere mediale Kanäle. Als angestrebte Ziele können beispielsweise öffentliche Aufmerksamkeit, Glaubwürdigkeit und Vertrauen gelten, ebenso wie die Erzeugung von Images und die Legitimation organisationseigener Interessen. Das alles dient in der Regel dazu, durch Information und Persuasion eine Veränderung von Einstellungen und Verhalten bestimmter Bevölkerungsgruppen zu bewirken, sprich die angesprochenen Teilöffentlichkeiten zu mobilisieren.

Bei PR-Kampagnen handelt es sich um eine „strategische Kommunikation par excellence" (Röttger 2005, 589). Sie stellen einen rationalen Prozess dar, welcher auf einer Kommunikationsstrategie basiert und die Schritte Analyse, Planung, Umsetzung und Evaluation umfasst. Zu ihren Eigenschaften zählt deshalb eine dramaturgische Gestaltung, der Maßnahmen- und Kostenpläne zugrunde liegen. So haben Kampagnen in der Regel einen zeitlichen Spannungsbogen, welcher einen Auftakt, bestimmte Phasen und Höhepunkte sowie ein Ende beinhaltet. Dabei finden diverse kommunikative Instrumente und Techniken aus den Bereichen Public Relations, Werbung und Marketing eine gezielte Anwendung sowie eine formale, inhaltliche und zeitliche Integration (vgl. Röttger 2005,

589). Die Komplexität von Kampagnen variiert je nach Umfang der eingesetzten Kommunikationsinstrumente. Dazu gehören zum Beispiel Pressearbeit, Anzeigen, Werbespots, Veranstaltungen, Internetauftritte und Personalisierung durch Prominente. Die Kampagne wird als kommunikative Maßnahme von verschiedenen Initiatoren zahlreicher Gesellschaftsbereiche, sei es Politik, Wirtschaft, Religion oder Kultur, ergriffen. Daraus ergeben sind unterschiedliche Kampagnenarten. Dazu zählen beispielsweise politische Wahlkampagnen sowie wirtschaftliche oder Non-Profit-Kampagnen. Des Weiteren kann diesbezüglich eine Differenzierung nach thematischen Schwerpunkten und Kommunikationsstilen vorgenommen werden. So findet man in der Praxis viele Beispiele für Gesundheits-, Sozial-, Umwelt- oder Tierschutzkampagnen respektive Informations-, Dialog-, Image-, Werbe- und Aufklärungskampagnen (vgl. Bentele 2004, 308).

Fortschreitende Globalisierung, soziale und ökologische Problemlagen, gesellschaftliche Konflikte – viele aktuelle Entwicklungen bewirken eine zunehmende Umweltkomplexität, in der für Organisationen aller Gesellschaftsbereiche die Notwendigkeit besteht, mittels Public Relations ihre Interessen und Positionen zu vermitteln. Dabei kommt Kampagnen in der ausdifferenzierten Informations- und Mediengesellschaft eine große Bedeutung zu, da sie Themen und Interessen aufmerksamkeitswirksam in den öffentlichen Diskurs einbringen. Insbesondere Non-Profit-Organisationen, welche keinen direkten Einfluss auf politische Entscheidungsträger ausüben können, bedienen sich der Kampagne, um über öffentliche Diskussion und Meinungsbildung ihre Interessen durchzusetzen. Aber auch alle anderen Organisationen, ob staatlich oder kommerziell, unterliegen dem Zwang, mittels Kommunikation ihren politischen, wirtschaftlichen oder sozialen Handlungsraum im Prozess der öffentlichen Meinungsbildung zu schaffen und zu sichern.

Da die Medien unsere soziale Wirklichkeit maßgeblich gestalten, sind gesellschaftliche Akteure auf diese angewiesen, wenn sie sich in der Öffentlichkeit Gehör verschaffen wollen. Deshalb müssen die Kampagnenträger ihre Kommunikationspraxis nach den Spielregeln des Mediensystems ausrichten. Angesichts der Informationsflut bedeutet das, mit einer inhaltlichen Aufbereitung und zeitlichen Abstimmung der Botschaften die Faktoren der Nachrichtenselektion zu erfüllen, um eine hohe Medienresonanz und damit ein breites Publikum zu erreichen. Das letztere ist aber täglich mit einem Überangebot von Informationen konfrontiert, sodass es interesseweckender Symbole und Inszenierungen bedarf, um ihre Aufmerksamkeit zu gewinnen. Um diesen Ansprüchen gerecht zu werden, inszeniert man mit Kampagnen medien- und publikumswirksame Ereignisse unter Verwendung bestimmter stilistischer Mittel, darunter die symbolhafte Vereinfachung, Visualisierung, Emotionalisierung und Wiederholung von Botschaften (vgl. Röttger 2005, 589). Die Medienorientierung einerseits und die Publikumsausrichtung andererseits münden in eine Doppelstrategie, die viele Kampagnen auszeichnet. Ulrike Röttger bringt es auf den Punkt, indem sie sagt, dass PR-Kampagnen die Wirklichkeit dramatisch inszenieren und dies in der Regel in medienadäquater Form (vgl. Röttger 2001, 15).

Der etymologische Ursprung des Begriffs „Kampagne" liegt im militärischen Vokabular. Abgeleitet vom lateinischen campus, das so viel wie flaches Land bedeutet, wurde das Wort im deutschen Sprachraum im 17. Jahrhundert als Fremdwort adaptiert und im Sinne von „Feldzug" verwendet (vgl. Bentele 2004, 308). Der Kampfmoment ist in dem Kommunikationsbegriff „Kampagne" immer noch enthalten, wie es zum Beispiel im „Wahlkampf" oder im „Kampf gegen das Rauchen" zum Ausdruck kommt.

Gesundheitskommunikation

Der Begriff Gesundheitskommunikation stammt von dem angelsächsischen Health Communication und bezeichnet eine bedeutende Teildisziplin der modernen Gesundheitspolitik. Das gesundheitspolitische Fachgebiet wird auch als Public Health bezeichnet, worunter man die „Wissenschaft und Praxis der Krankheitsverhütung, Lebensverlängerung und Gesundheitsförderung durch bevölkerungsbezogene Maßnahmen" (Jazbinsek 2000, 12) versteht. Sein Teilbereich Health Communication zielt darauf ab, mittels verschiedener Kommunikationsmaßnahmen und Strategien die Verhaltensmuster der breiten Bevölkerung im Sinne der Gesundheitsförderung zu beeinflussen. Hinter dem Begriff verbirgt sich ein wissenschaftliches Feld, welches die Gebiete Kommunikationswissenschaft und Gesundheitswissenschaften, inklusive deren medizinischer Anwendungsbereiche, integriert. Zur zentralen Aufgabe der Gesundheitskommunikation gehört die Vermittlung und der Austausch von Wissen, Meinungen und Gefühlen zwischen den professionellen Akteuren des Gesundheitswesens und Menschen, die als Patienten von einem Gesundheitsthema persönlich betroffen sind oder als Bürger sich für die Themen der öffentlichen Gesundheit interessieren (vgl. Hurrelmann/Leppin 2001, 11). Dieser Wissenstransfer über Krankheit und Gesundheit kann drei wesentliche Kommunikationsformen annehmen und durch verschiedene Kanäle erfolgen. So unterscheidet man diesbezüglich zwischen einer direkten, personalen Kommunikation, einer massenmedialen Vermittlung von Gesundheitswissen und einer neuen, interaktiven Kommunikationsform, welche durch den Einbezug elektronischer Medien in den letzten Jahren ermöglicht wurde.

Die traditionelle Form der direkten, personalen Kommunikation bezieht sich im Wesentlichen auf die Interaktion zwischen dem Arzt und dem Patienten im Rahmen einer Therapie. In dem gegenwärtigen Gesundheitssystem besteht hierbei ein partizipatives Kommunikationsmuster, bei dem der Laie in die Bewertung der Diagnose und der möglichen Behandlungsoptionen nach Wunsch miteinbezogen wird. Denn es ist maßgeblich für den Heilerfolg, den Patienten am Heilprozess zu beteiligen. Um als ein mündiger Partner des Arztes am Therapieverlauf beteiligt sein zu können, muss dieser für seine Gesundheit Selbstverantwortung übernehmen und aktiv nach Informationen suchen, die ihm Entscheidungen über Therapiealternativen erleichtern. Weiterhin gehört zu dieser Art der Gesundheitskommunikation die Schulung von Patienten mit chronischen Leiden über Einzelbetreuung, Gruppenberatungen, oder Workshops mit dem Ziel, sie für die Bewältigung des Alltags zu emanzipieren. Auch werden in diesem Bereich der Gesundheitskommunikation ausgewählte Zielgruppen, wie Jugendliche, Migranten oder alte Menschen, mit präventiven oder gesundheitsfördernden Programmen zum Beispiel von Krankenkassen oder Volkshochschulen angesprochen. Der zweite Bereich von Health Communications umfasst die massenmediale Informationsverbreitung an weite Bevölkerungsgruppen. Damit wird eine Stärkung der Laienkompetenz in der Beurteilung von Gesundheitsfragen bezweckt. Dafür werden die Bürger von den Medien prophylaktisch mit Ratschlägen in Sachen Ernährung oder Vorbeugung von Krankheiten versorgt, über die Leistungsangebote des Gesundheitssystems unterrichtet, zum selbständigen Umgang mit leichten Krankheiten angeleitet sowie im Umgang mit Ärzten, Krankenhäusern und Medikamenten kritikfähig gemacht (vgl. Göpfert 2001, 137 f.). Der Schwerpunkt liegt ebenfalls auf Präventionsstrategien, mit denen man eine positive Veränderung des gesundheitsbezogenen Verhaltens bezweckt. Hierzu zählen aufklärende und präventive Gesundheitskampagnen. Seit einiger Zeit bietet auch das Internet einen zusätzlichen Informationskanal. Hier findet man auf allgemein zugänglichen Websites von Wissenschaft und Praxis Gesundheitstipps und Ratschläge bei Krankheiten sowie kommunale Wegweiser durch die gesundheitlichen Versorgungsleistungen (vgl. Hurrelmann/Leppin 2001, 11 ff.). Insgesamt betrachtet geht es bei Gesundheitskommunikation um die Förderung der Lebenskompetenz und -qualität der Bürger mit Hilfe von Informationen zu Behandlungsmöglichkeiten und gesundheitsgefährdenden beziehungsweise -fördernden Verhaltensweisen.

PR-Kampagnen im Gesundheitssektor

In den letzten zwei Jahrzehnten haben Akteure des Gesundheitswesens, darunter auch Behörden wie die Bundeszentrale für gesundheitliche Aufklärung, verstärkt in gesundheitsfördernde Kampagnen investiert, um dem erhöhten Erkrankungs- und Suchtpotential, welches aus Stress, Konsumüberfluss und hoher Arbeitsbelastung resultiert, entgegenzuwirken. Die Aufgabe von Gesundheitskampagnen „involves convincing individuals to exercise personal responsibility for their health by altering their lifestyles in more healthful directions, through the use of mass media and other communication channels to inform the public about dangers, motivate them to reduce risks, or train them in skills that enable them to adopt more healthful lifestyles" (McGuire 1984, 299; zitiert nach Rogers/Storey 1989, 820). An der Fülle der Kampagnenthemen lässt sich erkennen, dass die ehemaligen Genussmittel im Hinblick auf Essen, Trinken und Rauchen sich in der heutigen Gesellschaft zu Suchtmittel gewandelt haben, gegen die es kommunikativ anzukämpfen gilt. Gesundheit, Fitness und Wohlbefinden sind zu zentralen Werten geworden, mit denen Lebensqualität definiert wird. In diesem Zusammenhang richten sich gesundheitsfördernde Kommunikationsprogramme zunehmend gegen Alkohol-, Tabak-, Mager-, Fress-, Spiel- oder Chatsucht. Demnach sind Gesundheitskampagnen ein Ausdruck der gesellschaftlichen Reaktion auf sozial-gesundheitliche Probleme und ein Hinweis auf bestehende Verhaltensnormen (vgl. Leonarz 2001, 270 f.). Folglich üben Informationskampagnen eine Thematisierung von Normen für individuelles Verhalten aus, welche auf eine Disziplinierung des Handelns und des Seins abzielt. Im Verlauf des öffentlichen Diskurses sollen die kommunizierten Normen vom Individuum freiwillig als handlungsleitend übernommen werden (vgl. Dorer 2001, 56 f.).

Die US-amerikanischen Kommunikationswissenschaftler Rogers und Storey differenzieren drei Wirkungsziele von Kampagnen. Demzufolge sollen sie über Probleme informieren, von der Güte bestimmter Einstellungen und Verhaltensweisen überzeugen und schließlich zum entsprechenden Handeln mobilisieren. Hiernach lassen sich Informations-, Persuasion- und Mobilisierungskampagnen unterscheiden. Die letztere verfolgt alle drei Wirkungsziele und enthält daher drei Wirkungsschritte. Soll mit einer Anti-Raucher-Kampagne zum Beispiel bei Rauchern eine Verhaltensänderung bewirkt werden, so muss die Zielgruppe zuerst über die Konsequenzen ihres Verhaltens informiert, dann vom Aufhören überzeugt und schließlich dazu mobilisiert werden, mit dem Rauchen tatsächlich aufzuhören und einem Rückfall in die alte Gewohnheit zu widerstehen (vgl. Rogers/Storey 1989, 822). Die Wirksamkeit der massenmedialen Kampagnenaufklärung per se wird als relativ begrenzt angesehen und bedarf daher einer Unterstützung durch interpersonale Gesundheitskommunikation. So kann eine Mobilisierung erst erfolgen, indem Betroffene in Aufhörprogrammen dabei unterstützt werden, ihren Entschluss in nachhaltiges Verhalten umzusetzen (vgl. McAlister et al. 1989, 292). Die Erfahrung hat gezeigt, dass ein Raucher sein Laster erfolgreich aufgeben kann, wenn ihm geholfen wird, Stresssituationen, Entzugserscheinungen und die Versuchung zu überwinden. Auswertungen zu Anti-Raucher-Kampagnen aus den frühen 80er Jahren belegen zwar, dass der massenmediale Informationsprozess zu einem beachtlichen Rückgang der Raucherquote in den USA geführt hat. Es wurde bestätigt, dass die Kampagnen ein hohes öffentliches Bewusstsein für die Gefahren des Rauchens geschaffen und Einstellungen zum Positiven verändert haben. Allerdings blieb es umstritten, ob die Aufklärungsmaßnahmen tatsächlich eine Veränderung im Rauchverhalten bewirkt haben (vgl. Pettegrew/Logan 1989, 690 f.). Die tatsächliche Veränderung des Individualverhaltens hingegen wird noch heute auf den Beitrag des sozialen Umfelds, wie ärztlichen Rat oder familiäre Unterstützung, zurückgeführt.

Die neusten Erkenntnisse der Kommunikationsforschung führen vor Augen, wie wenig die massenmediale Intervention ins Individualverhalten auszurichten vermag. Das gilt insbesondere für suchtartiges Verhalten wie Rauchen. Heute orientiert man sich an einem komplexen Wirkungsmodell, bei dem auf der ersten Stufe die kognitive Aufnahme mit der Information steht. Wird zum Beispiel eine Person damit konfrontiert, dass Rauchen ernste Krankheiten verursacht, so wird sie sich dessen bewusst und verarbeitet die Information als Wissen, welches im Gedächtnis gespeichert wird. Trifft die gespeicherte Information auf eine positive innerliche Disposition, bildet sich eine Überzeugung und daraufhin eine Einstellung. Ist eine rauchende Person von der Schädlichkeit des Rauchens überzeugt, stellt sich die Einstellung ein, dass sie damit aufhören sollte. Sie fasst dann den Entschluss, das Rauchen aufzugeben, und setzt die Intention in tatsächliches Verhalten um. Dabei führt erst die Wiederholung zu einer nachhaltigen Verhaltensänderung. Darüber hinaus werden die einzelnen Stufen Überzeugung, Einstellung und Verhalten von zahlreichen Faktoren beeinflusst. Dazu zählen Persönlichkeitsstärke, soziales Umfeld, positive Erwartungen, die man mit der Verhaltensänderung verbindet, sowie bestimmte Werte (vgl. Göpfert

2001, 133 ff.). Stellt beispielsweise die Gesundheit für eine Person einen Grundwert an sich dar, so wird sie dazu tendieren, mit dem Rauchen aufhören oder es gar nicht erst anfangen zu wollen. Wenn aber in einer Gruppe Jugendlicher das Rauchen einen hohen Stellenwert besitzt, können sie zwar von dessen Schädlichkeit überzeugt sein, gleichzeitig aber die Einstellung vertreten, dass es für sie persönlich nicht schlecht wäre. Führt man sich vor Augen, wie viele Einflussfaktoren in der Wirkungskette zum Tragen kommen und wie vielen gegensätzlichen Einflüssen der Mensch ausgesetzt ist, so muss man schlussfolgern, dass massenmediale Gesundheitskampagnen allein die gewünschte bevölkerungsweite Verhaltensänderung nicht bewirken können. Vielmehr dienen sie als wichtiger Impuls für Interaktionen im familiären und sozialen Umfeld eines Menschen. Häufig lösen Informationskampagnen eine öffentliche und private Diskussion aus, bei der eine weitere Verarbeitung der Botschaft stattfindet und die einen entscheidenden Einfluss auf das Handeln ausübt.

Zusammenfassend lässt sich sagen, dass Gesundheitskampagnen einen strategischen Kampf im sozial-gesundheitlichen Engagement darstellen, welches auf kommunikativem Wege die Lebensgestaltung der Bürger und damit die gesellschaftlichen Gesundheitsbelange in einer positiven Weise zu gestalten versucht. Auf den folgenden Seiten wird der kommunikative Feldzug der Europäischen Union gegen das gesellschaftsweite Gesundheitsproblem „Tabakkonsum" umfassend behandelt und am Beispiel einer konkreten PR-Kampagne beleuchtet.

Der Kampf gegen den Tabakkonsum in der EU

Die Gesundheitsschäden und ihre Folgen

Mit dem Genuss von Tabak sind zahlreiche gesundheitliche Risiken verbunden, die auf verschiedene in Zigaretten enthaltene Schadstoffe zurückgeführt werden. Im Tabakrauch findet man ca. 4.000 chemische Subtanzen, wobei etwa 40 davon nachweislich krebserregend sind. Einige weitere sind stark gesundheitsgefährdend (vgl. von Mühlendahl/Otto, 2005). Der Anteil der Inhaltsstoffe im Hauptstromrauch, den ein Raucher direkt in seine Lunge aufnimmt, unterscheidet sich vom Nebenstromrauch, welchen Anwesende in der Umgebung einatmen. Der Hauptstromrauch ist stark belastet mit Stoffen wie Kohlendioxid und -monoxid, Nikotin, Blausäure und Staubpartikeln sowie den krebserzeugenden Phenol, Formaldehyd und Benzol. Im Vergleich dazu ist die Konzentration vieler gefährlicher Substanzen im Nebenstromrauch wesentlich höher, insbesondre die von Kohlendioxid und –Monoxid sowie Formaldehyd und Benzol. Darin liegt die gesundheitsschädliche Wirkung des Passivrauchens begründet.

Infolgedessen verursacht das Rauchen viele Gesundheitsrisiken und Krankheiten. Zum einen ist das in Zigaretten enthaltene Nikotin für die Sucht der Raucher verantwortlich. Zum anderen werden durch die aufgezählten Schadstoffe Herz, Lunge und Blutgefäße nachhaltig geschädigt. Aus diesem Grund kann Tabakkonsum zu chronischer Bronchitis, Herzinfarkt und Wasseransammlung in der Lunge führen sowie Durchblutungsstörungen des Gehirns und der Beine hervorrufen. Letzteres ist unter der Bezeichnung „Raucherbein" bekannt. Damit zusammenhängend droht Rauchern ein hohes Risiko, an Lungen-, Kehlkopf-, Magen-, Mundhöhlen-, und Speiseröhrenkrebs zu erkranken. Was das passive Rauchen anbelangt, so bedingt es aus kurzfristiger Sicht betrachtet, dass die Betroffenen durch gereizte Augen-, Nasen- und Rachenschleimhäute beeinträchtigt werden und unter Schwindel und Kopfschmerzen leiden können. Aus langfristiger Perspektive sind die Gesundheitsschäden besonders bei kleinen Kindern gravierend. Kinder, die regelmäßig dem Tabakrauch ausgesetzt sind, tragen ein bis zu 70% höheres Risiko für Asthma und Infektionen der Atemwege und leiden öfter an Mittelohrerkrankungen. Bei Säuglingen erhöht sich sogar die Wahrscheinlichkeit von plötzlichem Kindstod. Frauen, die während der Schwangerschaft rauchen, laufen Gefahr, dass ihr Kind mit einem niedrigen Geburtsgewicht zur Welt kommt oder dass sie sogar eine Fehlgeburt erleiden (vgl. ebd.). Aber auch für erwachsene Passivraucher sind die Folgen nicht weniger ernst. Laut einer Studie, die im April 2004 im British Medical Journal veröffentlicht wurde, herrscht unter denjenigen Erwachsenen, die dauerhaft dem Tabakrauch ausgesetzt sind, eine zu 15% höhere Sterberate (vgl. HELP Homepage. Pressemitteilung, 01. März 2005). Dementsprechend ist Passivrauchen seit 2004 der Weltgesundheitsorganisation (WHO) zufolge eine erklärte Ursache für Lungenkrebs bei Nichtrauchern (vgl. HBI Homepage. Pressemitteilung, April 2005). Darüber hinaus können Menschen, die mit einem Raucher zusammenleben mit einer zu 25% höheren Wahrscheinlichkeit an einem koronaren Herzleiden erkranken.

Ungeachtet der erschreckenden Konsequenzen zählt über ein Drittel der gesamten erwachsenen EU-Bevölkerung zu den Rauchern (vgl. EU Kommission. General Policy). In diesem Zusammenhang werden in der Europäischen Union jährlich rund 650.000 Menschen gezählt, die an den Folgen des Rauchens sterben (vgl. Russ, 2005). Dabei liegt fast die Hälfte der Sterbefälle im Alter zwischen 35 und 69 Jahren, was die durchschnittliche Lebenserwartung deutlich unterschreitet (vgl. EU Kommission. General Policy). Den Fakten zufolge stellt das Rauchen die häufigste vermeidbare Todesursache dar. Die geschilderten Erkrankungen verursachen aber nicht nur persönliches Leid, sondern auch hohe finanzielle Einbußen für das Gesundheitssystem. In der Europäischen Union entstehen jedes Jahr bis zu 100 Mrd. € Kosten, wie Gesundheitsexperten im Jahr 2004 errechneten (vgl. ebd.). Sie resultieren einerseits aus Behandlungen der beschriebenen Krankheiten. Ferner sind mit Krankheit und frühzeitiger Mortalität beachtliche Produktivitätsverluste verbunden. Alles zusammen bedeutet es eine enorme Belastung für die Volkswirtschaft der europäischen Länder.

Gesellschaftliche Trends im Raucherverhalten

Im Rauchverhalten der EU-Bürger lassen sich vier wesentliche Trends erkennen, die Anlass zur Besorgnis geben. Lange Zeit bestand unter Rauchern ein deutlicher Unterschied zwischen den Geschlechtern, wobei mehr Männer rauchten als Frauen. Mittlerweile geht der Trend dahin, dass die Lücke zwischen den geschlechtsspezifischen Raucherquoten zunehmend kleiner wird. Der Grund dafür ist, dass vor allem immer mehr junge Frauen zur Zigarette greifen. Der Anteil weiblicher Raucher im Alter von 25 bis 39 Jahren beträgt inzwischen 42 %. Das ist nur 9 % weniger als unter Männern dieser Altersgruppe, in der die Raucherquote bei 51% liegt (vgl. ebd.). Statistisch betrachtet tragen Frauen generell ein zu 40 % geringeres Risiko als Männer, an Krebs zu erkranken. Aufgrund des zunehmenden Zigarettenkonsums unter Frauen steigen jedoch das Krebsrisiko sowie die Häufigkeit von Herz- und Lungenerkrankungen. Dementsprechend belegen Statistiken, dass Lungenkrebs als Todesursache bei Frauen immer stärker zunimmt. Darüber hinaus wirkt er sich negativ auf die Fruchtbarkeit aus. Dieses Verhaltensmuster beim weiblichen Geschlecht kann auf einen Einfluss der Zigarettenwerbung zurückgeführt werden. Die Tabakindustrie verfolgt schon seit längerer Zeit speziell auf Frauen ausgerichtete Marketingstrategien, um das weibliche Marktsegment anzusprechen und zu binden. Sie transportieren die irreführende Botschaft, Rauchen sei das Zeichen eines modernen Lebensstils und einer positiven, befreienden Haltung. Ein aktuelles Werbeplakat der Zigarettenmarke „Gauloises" zeigt eine junge Frau, die barfuß an einem Brunnen mitten in Paris eine Zigarette raucht und damit die Blicke anderer auf sich zieht. Dabei lacht sie, als ob man über die klein karierten und ängstlichen Warnungen der Gesundheitsexperten nur lachen könnte. Die Tabakindustrie porträtiert Raucherinnen als schlank, sexy und ungezwungen und verleitet auf diese Weise immer mehr junge Frauen zu einer ungesunden Lebensführung. In diesem Punkt wird die Bedeutung von Gesundheitskampagnen deutlich – sie bilden ein generelles Gegengewicht zu Kommunikationsinhalten kommerzieller Unternehmen, die Zigaretten- und Alkoholkonsum oder schlechte Ernährungsweisen in der Bevölkerung fördern. Gleichzeitig konkurrieren Kampagnen aber auch mit ihnen um Aufmerksamkeit und Einfluss.

Weiterhin hat die gesundheitsschädliche Gewohnheit unter jungen Menschen enorm zugenommen. Das durchschnittliche Einstiegsalter in den Zigarettenkonsum liegt heute bei bereits 13 Jahren. In der Gruppe der 12 bis 18-Jährigen liegt die Rauchanfängerquote bei ganzen 80% (vgl. Russ, 11. April 2005). Während unter 11-Jährigen 1% rauchen, tun dies unter 15-Jährigen sogar über 20 % (vgl. EU Kommission. General Policy). Eine besonders ernste Entwicklung ist die starke Zunahme junger Raucherinnen. Unter den 15-Jährigen überwiegt mittlerweile die Zahl der rauchenden Mädchen (vgl. HELP Homepage. Frauen und Rauchen in der EU). Das bedeutet, dass überdurchschnittlich viele Frauen in Zukunft bereits im jungen Alter an Lungenkrebs, Herzleiden und Unfruchtbarkeit erkranken werden. In Anbetracht der genannten Zahlen wird deutlich, dass junge Menschen sich der gesundheitlichen Gefahren nicht richtig bewusst sind. Insofern besteht gerade bei Heranwachsenden die Notwendigkeit einer umfassenden Aufklärung. Zu dem wird klar, dass präventive Maßnahmen allein nicht ausreichen, sondern dass auch für Jugendliche Ausstiegs- und Entwöhnungsprogramme vonnöten sind. Der unterschiedliche Raucheranteil bei den Geschlechtern bedeutet auch, dass junge Menschen im Rahmen präventiver Maßnahmen geschlechterspezifisch angesprochen werden müssen.

Ein weiterer Trend ist, dass sowohl die Raucherquote als auch die Anzahl der gerauchten Zigaretten in Gesellschaftsgruppen mit niedriger Bildung und geringem Einkommen verstärkt dominieren (vgl. EU Kommission. General Policy). Der Grund dafür ist, dass Menschen mit höherem Einkommensniveau und gutem Gesundheitsbewusstsein zunehmend die Zigarette meiden. Diese Entwicklung hat bedenkliche sozio-ökonomische Auswirkungen zu Folge. Der Gesundheitszustand und demzufolge auch die finanzielle Situation zwischen den sozialen Schichten klaffen dadurch immer weiter auseinander. Menschen mit geringem Einkommen geben ihr Geld für Zigaretten aus, anstatt es in grundlegende Bedürfnisse, wie Essen, Wohnen, Bildung und Gesundheit zu investieren. Vor diesem Hintergrund ist der Tabakkonsum nicht nur die Hauptursache für Erkrankungen und vorzeitigen Tod in den unteren Bildungs- und Einkommensgruppen, sondern auch der Motor für soziale Ungleichheit. Und da die Gesundheit und die Lebenserwartung der Bürger Einfluss auf den Wohlstand eines Landes haben, fördert das Rauchen auch auf nationaler Ebene Armut. Damit signalisiert dieser Trend die große Relevanz einer effektiven Tabakkontrolle.

Schließlich kann auch eine Entwicklung der positiven Art verzeichnet werden. Seit die nicht zu verachtenden Gefahren des Passivrauchens in den letzten Jahren bekannt geworden sind, sind seitens der Nicht-Raucher verstärkt Rufe nach Schutz zu vernehmen. Sie fördern die Einrichtung beziehungsweise Ausweitung rauchfreier Zonen im öffentlichen Raum. Im Gastronomiebereich, in Krankenhäusern und Zügen finden sich folglich immer mehr rauchfreie Bereiche. Überdies besteht bereits in vielen deutschen Schulen, Universitäten, Bahnhöfen sowie an einigen Arbeitsplätzen ein Rauchverbot.

Zwischenzeitig konnte in der Union ein leichter Rückgang der Raucheranzahl verzeichnet werden. Während 1987 noch 46% der Erwachsenen geraucht haben, waren es 1994 schätzungsweise 42%. Nach Angaben der Weltgesundheitsorganisation (WHO) und dem Internationalen Zentrum für Krebsforschung wird die Todesrate in Zukunft jedoch weiterhin stark ansteigen. Zum einen ist dafür der mangelnde Erfolg bisheriger Bemühungen im Kampf gegen das Rauchen verantwortlich. Zum anderen liegt das in der Überalterung der demographischen Gesellschaftsstruktur begründet. Berücksichtigt man dazu die Tatsache, dass die gesundheitlichen Folgen des Rauchens sich erst nach einer langen Zeit auswirken, so kann man daraus schlussfolgern, dass in den folgenden Jahrzehnten die Todesrate in den Ländern der Europäischen Union drastisch ansteigen wird. Die aufgeführten Entwicklungen sind ausgesprochen Besorgnis erweckend und verdeutlichen die Notwendigkeit, das Rauchen zielgerichtet und systematisch zu bekämpfen.

Große Ziele – kleine Erfolge: Aktionsrahmen der EU

Die Tragweite der negativen Folgen des Rauchens macht den Kampf gegen den Tabakkonsum zu einer der höchsten Prioritäten der Europäischen Union im Bereich der Public Health. Die hierfür zuständige Generaldirektion für Gesundheit und Verbraucherschutz hat sich das Ziel gesetzt, den Bürgern Europas ein erfülltes Leben in Sicherheit und Gesundheit zu gewährleisten. Um das zu erfüllen, strebt man die Mündigkeit der Verbraucher, die Verbesserung ihrer Gesundheit und einen hohen Lebensmittel-Sicherheitsstandard an (vgl. Generaldirektion für Gesundheit und Verbraucherschutz. Aufgabenstellung). Alle damit verbundenen Probleme sollen engagiert und professionell bewältigt werden, um das Vertrauen der EU-Bevölkerung zu sichern. Für die Periode 2004–2009 wurden zentrale Public Health-Maßnahmen formuliert, die sich unter anderem auf die Bekämpfung von Tabakkonsum, alkoholbedingten Gesundheitsschäden, AIDS, Pandemien und Übergewicht sowie auf die Qualitätsverbesserung von Gesundheitsdienstleistungen ausrichten. Besondere Beachtung finden dabei die Gesundheitserziehung und der Schutz der Jugend. Durch diese Tätigkeit setzt sich die EU für das Wohlergehen ihrer Bürger ein, wie es der Verfassungsvertrag vorschreibt. Mit der Gesundheit der Bevölkerung ist aber auch das Wohlergehen der gesamten Union verbunden, denn sie beeinflusst maßgeblich die Wettbewerbsfähigkeit der Länder. Ein paneuropäisches Herangehen erscheint sinnvoll aufgrund der möglichen Nutzung von Synergieeffekten. Deshalb konzentriert sich die Union auf die Vernetzung der einzelnen nationalen Aktivitäten.

Die Anti-Tabak-Politik der EU stützt sich auf vier Grundpfeiler. Erstens verabschiedet die Union Resolutionen, Direktiven und Empfehlungen, welche in gesetzgeberischen Schritten von den Mitgliedsländern umgesetzt werden sollen. Zweitens fördert sie nationale Initiativen zur Prävention und Raucherentwöhnung. Drittens werden andere Bereiche, wie zum Beispiel die Agrar-, Steuer- und Entwicklungspolitik, in die Gesundheitspolitik miteinbezogen. Und schließlich bemüht sich die EU viertens, auch über ihre Grenzen hinaus, als Vorreiter in der Tabakkontrolle zu agieren (vgl. Russ, 11. April 2005). Der paneuropäische Kampf gegen das Rauchen lässt sich bin in das Jahr 1985 verfolgen, in dem das erste Aktionsprogramm „Europa gegen Krebs" startete. Anfang der 90er Jahre wurden die ersten konkreten Schritte eingeleitet, um den schädlichen Folgen des Rauchens entgegenzuwirken. Eine Direktive reduzierte den maximalen Teergehalt, den eine Zigarette enthalten darf, zum Dezember 1992 auf 15 mg. Zum Ende des Jahres 1997 wurde der erlaubte Teergehalt weiter auf 12 mg pro Zigarette gesenkt und damit einhergehend die Konsumenten verstärkt auf den wichtigsten Risikofaktor für Krebs aufmerksam gemacht (vgl. EU Kommission. General Policy). Heute demonstriert die EU im Kampf gegen den Tabakkonsum ein weites Handlungsspektrum. Es umfasst eine Konsum eindämmende Besteuerungspolitik, Werbeeinschränkungen für Tabakprodukte sowie Maßnahmen der Gesundheitserziehung und Aufklärung. Eine hohe Besteuerung von Tabakprodukten wird damit begründet, dass sie den Zigarettenkonsum insbesondere unter jungen Menschen, denen wenig finanzielle Mittel zur Verfügung stehen, abschwächt. Zusätzlich werden die Steuereinnahmen durch ihre Aufwendung für das Gesundheitswesen gerechtfertigt, welches die tabakassoziierten Krankheiten mit hohen Kosten belasten. Dennoch ist diese Maßnahme nur begrenzt effektiv, da sie den Suchtaspekt vieler Raucher nicht tangiert. In diesem Kontext stellt der Zigarettenschmuggel eine enorme Herausforderung dar, welche sich mit der EU-Osterweiterung verschärft hat. Durch die illegale Einfuhr und den Verkauf entgehen den Ländern einerseits bedeutende Steuereinnahmen. Andererseits bekommen Raucher so die Möglichkeit, zum günstigen Preis an Zigaretten zu kommen. In Anbetracht dieser Probleme muss die Union zahlreiche Wege, wie Entwöhnungshilfen, Werberestriktionen, Schmuggelbekämpfung und Informationskampagnen, beschreiten, um wirksam gegen den Tabak vorzugehen.

Zur Kontrolle des Zigarettenkonsums wurden zwei zentrale Rechtsetzungsmaßnahmen getroffen. Erstens wurde 2002 die Tabakprodukt-Direktive erlassen, die gut sichtbare und schonungslose Gesundheitswarnungen auf allen Zigarettenpackungen verordnet. Zusätzlich verbietet sie die Bezeichnungen „light" und „ultra light", da sie den Eindruck einer Gefahrminderung erwecken können. Darauf folgend wurde im Jahr 2003 die Direktive zur Tabakwerbung verabschiedet. Sie sollte ab 2005 jegliche Zigarettenwerbung in weiteren Medien sowie ein Sponsoring europaweiter Kultur- und Sportevents durch Tabakunternehmen verbieten. Seit 1989 gilt das Verbot der TV-Werbung für Tabakprodukte. Nun ist das Werben auch im Radio, Internet und den Printmedien untersagt (vgl. EU Kommission. The EU and its Fight against the Tobacco). Obwohl die Direktiven für die Mitgliedstaaten nicht rechtlich verbindlich sind, haben sie 18 EU-Ländern den Impuls gegeben, Tabakwerbung gesetzlich zu verbieten. Deutschland hingegen weigert sich, ein umfassendes Werbeverbot zu akzeptieren. Die Bundesregierung klagte im Jahr 2000 erfolgreich gegen das TV-Werbeverbot beim Europäischen Gerichtshof. Gegen die Direktive zur Tabakwerbung von 2003 wurde ebenfalls eine Klage eingereicht, für die eine Entscheidung noch aussteht (vgl. Russ, 2005).

Neben den Rechtsetzungsmaßnahmen ermöglicht außerdem eine Entscheidung der EU-Kommission es den Mitgliedstaaten seit Oktober 2004, abschreckende Fotos auf Zigarettenschachteln anzubringen, die von der Kommission bezogen werden können. Da Bilder, wie zum Beispiel eine vom Rauch zerfressene Lunge, mehr als Tausend Worte sagen, soll damit eine schockierende Wirkung erzielt werden. Die Kommission zeigt sich diesbezüglich optimistisch, weil solche grafischen Warnhinweise sich in den Staaten Kanada und Brasilien als erfolgreich erwiesen haben. Dort haben sie zu einem starken Rückgang des Zigarettenkonsums geführt. Die Verwendung der Bilder erfolgt zwar auf freiwilliger Basis, doch die Länder Belgien, Irland und Großbritannien haben bereits ihr Interesse bekundet (vgl. EU-Kommission, The EU and its Fight Against the Tobacco.). In diesem Kontext übernimmt die Union die Funktion eines Katalysators, indem sie Informationen für die Mitgliedstaaten bereitstellt, um dort den Einsatz effektiver Bekämpfungsmaßnahmen zu forcieren. Um das Rauchen unter Jugendlichen zu reduzieren wird außerdem in Erwägung gezogen, Zigarettenautomaten von öffentlichen Plätzen zu verbannen und den Zigarettenverkauf über das Internet einzuschränken. Allgemein wird ein Rauchverbot an öffentlichen Plätzen zum Schutz junger Menschen und Nichtraucher vor dem Passivrauchen angestrebt. Das ist zum Teil erfolgreich – in Irland, Malta und Italien herrscht bereits ein striktes Rauchverbot in der Öffentlichkeit (vgl. EU Kommission. General Policy). Darüber hinaus wird mittels Umfragen der Erfolg von nationalen Anti-Tabak-Programmen evaluiert. Das soll helfen, „best-practice"-Beispiele zu finden und daraus weitere Maßnahmen abzuleiten. Mit ihnen sollen die Mitgliedstaaten dabei unterstützt werden, den Zigarettenkonsum zu reduzieren. Daneben sollen auch gemeinnützige Organisationen, die sich für die Interessen von Nichtrauchen einsetzen oder Entwöhnungsprogramme anbieten, finanzielle Hilfe bekommen. Daran anknüpfend werden jährlich Berichte über den Fortschritt im Hinblick auf die Koordination einzelner Länderprogramme verfasst und Empfehlungen für weitere Initiativen ausgesprochen.

Trotz der engagierten Bemühungen zur Tabakkontrolle, wird die Tabakindustrie auf EU-Ebene unangemessen intensiv subventioniert: Obwohl der Tabakanbau lediglich 1,3% der gesamten Agrarwirtschaft der Union ausmacht, fließen jährlich eine Milliarde Euro an Subventionen in den Wirtschaftszweig (vgl. Russ, 11. April 2005). Zwar soll die finanzielle Unterstützung zum Jahr 2010 auslaufen und die Tabakhersteller zum Ausweichen auf andere Produkte bewegt werden. Dennoch gefährdet die Subventionstätigkeit die Glaubwürdigkeit der Union und ihrer Maßnahmen im Kampf gegen den Tabak. Da aber Hundert Tausende Tabakanbauer von den Subventionen abhängig sind, teilten das EU-Parlament und die einzelnen Staaten der Kommission mit, ein baldiger Subventionsstopp wäre nicht akzeptabel (vgl. EU Kommission. General Policy). Gleichzeitig ist es fragwürdig, ob eine etablierte Branche so einfach ihr Geschäftsfeld ändert.

Die gesundheitsbezogenen Ausführungen verdeutlichen, dass das wahre Gesicht des Rauchens Krankheit, Tod und Schrecken sind und nicht etwa Glanz, Sex-

Appeal oder Coolness, die mit Tabakwerbung propagiert werden. Diese Botschaft soll den Bürgern der Europäischen Union nahe gebracht werden. Zu dem strategischen Vorgehen gegen den Tabakkonsum gehören daher auch Präventions- und Informationskampagnen. In der Zeitspanne von 2002 bis 2004 wurde bereits die Anti-Tabak-Kampagne unter dem Motto „Feel Free to Say No" durchgeführt. Hierfür wurden 18 Millionen Euro bereitgestellt, um Jugendliche mit der Botschaft „Be cool – Don't smoke" in ganz Europa zu erreichen. Seit dem Frühjahr 2005 läuft eine neue, groß angelegte Kampagne mit dem Titel „HELP", die auf den nächsten Seiten vorgestellt wird.

„HELP – Für ein rauchfreies Leben"

„HELP – Für ein rauchfreies Leben" ist ein erneuter Feldzug der Europäischen Union gegen den blauen Dunst. Mit der neuen Anti-Raucher-Kampagne hat die Union sich das Ziel gesetzt, den Tabakkonsum sowie dessen dargelegte Folgen verstärkt europaweit zu bekämpfen. Die am 01. März 2005 gestartete Informationskampagne ist auf vier Jahre Laufzeit ausgelegt und mit einem Budget in Höhe von 72 Millionen Euro ausgestattet. Die hohe Mittelausstattung soll die Durchführung der Kampagne in den 25 Mitgliedstaaten der EU bis zum Jahr 2008 sichern und ist laut Markos Kyprianou, dem EU-Kommissar für Gesundheit und Verbraucherschutz, eine „Investition in eine gesündere, bessere Zukunft für unsere Bürger" (HELP Homepage. Pressemitteilung, 01. Mai 2005). Umfragen belegen, dass immer noch viele Menschen, insbesondere Jugendliche, sich der gesundheitlichen Risiken des Rauchens nicht richtig bewusst sind. Diese Tatsache begründet die großzügige Budgetierung der Kampagne, da sie die Notwendigkeit einer breit anlegten Aufklärung vor Augen führt.

Die Initiative zur zweiten Anti-Tabak-Kampagne kam von Seiten der EU-Kommission, die im Jahr 2004 eine offene Ausschreibung für die Gestaltung einer neuen EU-Kampagne zur Bekämpfung des Rauchens lancierte. Das Konzept zu „HELP" wurde von einem Konsortium aus Gesundheitsexperten und Kommunikationsfachleuten ausgearbeitet. In dieser Kooperation zwischen PR-Agenturen und staatlichen sowie nicht-staatlichen Gesundheitsorganisationen, die dem European Network for Smoking Prevention (ENSP) angehören, wurde relevantes, fachspezifisches Wissen gebündelt. Damit wurde ein wichtiger Beitrag zur erfolgreichen Entwicklung der Kampagne geleistet. Darüber hinaus stützte sich die strategische und inhaltliche Ausarbeitung des „HELP" Programms in starkem Maße auf Beiträge eines beratenden Gremiums, dem Professor Gerard Hastings vom Centre for Tobacco Control Research der Universität Stirling vorstand (vgl. ebd.). Schließlich erteilte die EU-Kommission der Expertengruppe den Auftrag für die Durchführung der neuen Anti-Raucher-Kampagne, deren Konzept, Dramaturgie sowie Umsetzung in konkreten Maßnahmen auf den folgenden Seiten beleuchtet werden.

Ziele und Aufgaben

Ein zentrales Ziel der europäischen Bemühungen im Bereich von Public Health ist es, den Tabakkonsum und damit einhergehend die Gesundheitsschäden bei den Bürgern Europas zu reduzieren. Um das zu erreichen, möchte der für Gesundheit und Verbraucherschutz zuständige EU-Kommissar „einen grundlegenden Wandel in unserer Gesellschaft erleben: Nichtrauchen soll zur Norm werden, Rauchen immer mehr zu einer Randerscheinung" (ebd.). Vor dem Hintergrund des angestrebten Bewusstseins- und Einstellungswandels wurde es als Aufgabe der Kampagne festgelegt, jungen Menschen sowie Rauchern und Nichtrauchern zu helfen, ein Leben ohne Tabak zu führen. Diese Aufgabe schlägt sich in drei Hauptthemen der Kampagne nieder: Prävention, Abkehr vom Rauchen sowie Kommunikation der Gefahren des Passivrauchens. Folglich sollte erstens durch den Einsatz gezielter PR-Aktivitäten dem Einstieg von Nichtrauchern in die Sucht vorgebeugt werden. Zweitens sollten Raucher über Ausstiegsmöglichkeiten informiert und dabei unterstützt werden, ihr Laster aufzugeben. Und drittens sollte mit „HELP" Aufklärung über die Gesundheitsgefahren des Passivrauchens betrieben werden. In diesem Zusammenhang wurde außerdem die Aufgabe formuliert, für rauchfreie öffentliche Plätze zu werben. Damit werden Nichtraucher in ihrem Anspruch auf eine rauchfreie Umgebung bestärkt.

Dialoggruppen

Die beschriebene demographische Entwicklung im Hinblick auf den Einstieg in das Rauchen verdeutlicht die dringende Erfordernis, junge Menschen – allen voran junge Frauen – über die negativen Konsequenzen des Tabakkonsums aufzuklären und sie dadurch vor der schädlichen Sucht zu bewahren. Denn gerade sie wissen über die Auswirkungen weitgehend nicht bescheid und stellen somit die größte Risikogruppe dar. Deshalb sind als wichtigste Dialoggruppe der

Kampagne Jugendliche zwischen 15 und 18 Jahren sowie junge Erwachsene zwischen 18 und 30 Jahren definiert worden (vgl. ebd.). Neben der primären Dialoggruppe richtet sich „HELP" auch an alle diejenigen Personen, unabhängig ihres Alters, die mit dem Rauchen aufhören möchten.

Strategie und Kernbotschaften

Wenn ein gesellschaftlicher Wandel initiiert werden soll, so muss man die Dialoggruppen davon überzeugen, dass rauchfreie Lebensstile erstrebenswert sind. Um eine solche Überzeugung zu forcieren, sollte man allerdings von belehrenden Botschaften Abstand nehmen, da sie leicht den Eindruck einer Moralpredigt erzeugen und Abwehrreaktionen hervorrufen können. Das wurde im Fall der „HELP" Kampagne berücksichtigt, denn es wurde hierbei bewusst auf das Erheben eines moralischen Zeigefingers verzichtet. Vor dem Hintergrund der nicht zu unterschätzenden Nikotinabhängigkeit der Raucher und der großen Schwierigkeiten bei der Entwöhnung, macht es wenig Sinn die Kommunikationsinhalte mit Werturteilen zu beladen, die bei der Zielgruppe ein schlechtes Gewissen erzeugen könnten. Überdies darf man keine zu hohen Erwartungen daran setzen, Jugendliche mit Gesundheitsrisiken beeindrucken zu können. Wenn Gesundheitsapostel mit Krebs und Herzinfarkt drohen, die Werbung aber Freiheit und Leidenschaft verspricht, ist es für viele Jugendliche cooler, gegen die Maßregelungen von besserwisserischen Langweilern zu rebellieren. So betrachtet ist es unrealistisch, Menschen durch Belehrung oder durch Auslösen von Schuldgefühlen erfolgreich vom Rauchen abhalten oder abbringen zu können. Die ehemalige Strategie der mahnenden und Angst erzeugenden Argumente gilt heute als Auslöser von Dissonanzen und abblockender Reaktion (vgl. Leonarz 2001, 273).

In diesem Sinne vermittelt die Botschaft der „HELP" Kampagne, dass ein Leben ohne Rauchen für jeden Menschen wünschenswert ist und dass jedem geholfen werden kann, so ein Leben zu erreichen. Dieser lebensbejahende Ansporn zu einem Leben ohne den blauen Dunst kommt in dem optimistischen und engagierten Slogan „Für ein rauchfreies Leben" zum Ausdruck. Daran lässt sich die Strategie der Kampagne erkennen. Der Meinungsbildungsprozess sollte demzufolge über positive Botschaften gestaltet werden. Diese waren zu vermitteln, indem „in möglichst vielen Medien ein umfassendes Angebot an diversen Hilfsmitteln für eine kollektive und positive Mobilisierung" (HELP Homepage. Pressemitteilung, 01. März 2005) bereitgestellt werden sollte. Dafür wurden bestimmte Kommunikationskanäle ausgewählt, die weiter unten ausführlich erläutert werden.

Partner

Der Auftrag der „HELP" Kampagne ist es, zu informieren und ein öffentliches Bewusstsein für die gesundheitlichen Schäden, die der Tabakkonsum verursacht, zu schaffen. Hierfür müssen die Europäische Union und die Mitgliedsstaaten in gegenseitiger Unterstützung eine effektive Informations- und Präventions-Strategie verfolgen. Für die Verantwortlichen war es daher wichtig, für die Durchführung der Kampagne die Zusammenarbeit mit nationalen sowie lokalen Organisationen zu sichern. Aus diesem Grund wurde die Umsetzung den Gesundheits- und Kommunikationsfachleuten, welche „HELP" ausgearbeitet haben, übertragen.

Das Konsortium konnte von einer privilegierten Partnerschaft mit dem *European Network for Smoking Prevention* profitieren, das erfahrene Experten in das Team entsandte. Hierbei handelt es sich um das europaweit größte non-profit Anti-Tabak-Netzwerk. Es wurde 1997 in Belgien mit dem Ziel gegründet, die Initiativen der verschiedenen europäischen Organisationen, die sich dem Kampf gegen das Rauchen verpflichtet haben, zu koordinieren und mittels eines Informations- und Erfahrungsaustausches die Kohärenz der Aktivitäten zu fördern. Das Netzwerk vereint mittlerweile 600 Mitgliedsorganisationen, die sich für eine einheitliche Strategie zur Tabakbekämpfung sowohl auf paneuropäischer, als auch nationaler und lokaler Ebene engagieren. Dank dieser Partnerschaft konnten wertvolle Kenntnisse in Bezug auf Prävention sowie aktuelle Forschungserkenntnisse in die „HELP" Kampagne einfließen. Des Weiteren standen dem Expertenteam zahlreiche andere Gesundheitsinitiativen unterstützend zur Seite, darunter das *European Network on Young People and Tobacco* (ENYPAT) mit Sitz in Helsinki, das *European Network of Smoke-Free Hospitals* (ENSH) aus Paris, das in Stockholm ansässige *International Network of Women Against Tobacco* (INWAT), das *European Union of Non-Smokers* (EUNS) mit Sitz in Luxemburg sowie das Londoner *European Network of Quitlines* (ENQ) (vgl. HELP Homepage, Partner). Zusätzlich genoss das „HELP"" Team die Mitwirkung nationaler und lokaler Gesundheitseinrichtungen. In Deutschland zählten dazu das *Deutsche Krebsforschungszentrum* (DKFZ) und die *Bundeszentrale für gesundheitliche Aufklärung* (BZgA).

Das professionelle Kommunikationsteam wurde von der Beratungsagentur *Ligaris* mit Sitz in Paris geleitet und koordiniert. Zum Hauptgeschäftsfeld der Agentur gehört die integrierte institutionelle, öffentliche und soziale Kommunikation (vgl. Ligaris. Homepage). Weiterhin gehören dem Konsortium die Mediaagentur *Carat International* und die PR- und Event-Agentur *B&S* an (vgl. PR-Report, 2005). Carat International ist eine in London und Paris ansässige Beratung für Strategie und Werbeschaltung des weltweiten Netzwerks Aegis Group (vgl. Carat International. Homepage). Die Agentur B&S (Business & Show – Syntagmes) mit der Hauptniederlassung in Brüssel ist Teil des weltweiten Agenturen-Netzwerks *Worldcom PR Group*. Dessen deutscher PR-Agenturpartner, die *Münchener HBI Helga Bailey GmbH*, ist in Deutschland für die Leitung der Kampagne auf nationaler Ebene zuständig. Die Agentur für Internationale PR und Marketing Communications Services ist auf Dienstleistungen im Bereich der Presse- und Öffentlichkeitsarbeit sowie Messen, Kongresse und Events in ganz Europa spezialisiert. Sie gibt bei gegebenen Anlässen Pressemitteilungen heraus und betreut hierzulande Veranstaltungen und Pressekonferenzen der Kampagne.

Die Partnerstruktur der Zuständigen ist als sehr sinnvoll zu bewerten, da die Zusammenführung von fachspezifischem Wissen sowie professionellen Fähigkeiten in den Bereichen Kommunikation und Prävention des Tabakkonsums eine erfolgreiche Kampagnenentwicklung und effektive Umsetzung sicherstellt. Des Weiteren dient die Zusammenarbeit der nationalen und lokalen Partner einer sprachlichen und kulturellen Anpassung der Kommunikationsinhalte. Schließlich verlangen länderübergreifende Probleme auf der einen Seite ein länderübergreifendes Herangehen und auf der anderen Seite länderspezifische Lösungen. Es ist als eine besondere Leistung der „HELP" Kampagne zu betrachten, dass die Europäische Union sowie staatliche und nicht-staatliche Einrichtungen für diesen Zweck zusammengebracht hat, was es bis dato so nicht gegeben hat.

Umsetzung und Dramaturgie

Um die gesetzten Ziele von „HELP" zu erreichen, wurde ein vielfältiges Ensemble aus kommunikativen Maßnahmen zusammengestellt und in die Wege geleitet. Sie gliedern die Kampagne in drei Phasen, wobei die Phasen zeitlich nicht voneinander zu trennen sind, sondern ineinander übergreifen. Dabei tragen alle Kommunikations- und Informationsmittel das Logo der Kampagne (vgl. Anhang I), welches eine orange Denkblase mit dem Wort „Help" darstellt. Unterhalb dieser befindet sich eine Sprechblase, in deren Mitte eine durchgebrochene Zigarette zu sehen ist. Dadurch wird symbolisch dargestellt, dass Raucher oder vom Rauchen betroffene Menschen Hilfe brauchen und dass ihnen geholfen werden kann, die Zigarette aus ihrem Leben zu verbannen. Oberhalb der Denkblase befinden sich drei blaue Sterne, mit denen eine Verbindung zu den Sternen auf der EU-Flagge hergestellt wird. Die beiden Enden der durchgebrochenen Zigarette in der Sprechblase zeigen nach oben und bilden somit ein „Häkchen". Das impliziert die positive Botschaft, dass das gesundheitsschädliche Laster mit Unterstützung anderer „abgehakt" werden können. Diese lebensbejahende Message unterstützt der Slogan „Für ein rauchfreies Leben", der rechts von dem Symbol platziert ist.

In der ersten Phase der Kampagne erfolgte die Eröffnung von „HELP" mit einer viermonatigen Roadshow, die in der Zeit von März bis Juni 2005 in jeder Hauptstadt der 25 EU-Mitgliedstaaten durchgeführt wurde (vgl. Anhang II). Die PR-Tour bestand aus einer Reihe großflächiger aufblasbarer Objekte, auf denen die Symbole der Kampagne sowie die Nummer einer Beratungshotline zu sehen waren. Mit dem Event sollte die Öffentlichkeit sensibilisiert und „eine flächendeckende Mobilisierung für eine gute und große Sache" (HELP Homepage. Pressemitteilung, 01.März 2005) eingeleitet werden. Neben dieser symbolischen Bedeutung hatte die Größe der Informationsträger auch einen praktischen Zweck. Sie machte die Roadshow unübersehbar, wodurch die Aufmerksamkeit und der erste Kontakt zu den Menschen auf der Straße gefördert wurden. In jeder Hauptstadt wurde das Ereignis mit einer Pressekonferenz begleitet, um neben der direkten Ansprache von Passanten zusätzlich die Aufmerksamkeit eines bundesweiten Publikums zu erreichen. Außerdem waren professionelle Medienteams sowie Vertreter des ENSP vor Ort, die Interessierte mit Informationen und Werbegegenständen versorgten. In Deutschland fand das Ereignis in Berlin vom 26. bis 31. Mai, dem Welt-Nichtrauchertag statt, wobei die aufblasbaren Informationsträger auf dem Schlossplatz neben dem Palast der Republik aufgestellt waren (vgl. Anhang III). Zum Abschluss der Roadshow informierte eine Pressekonferenz zahlreiche Medienvertreter, darunter Fernseh- und Radiosender, wie n24, ZDF Berlin, MDR und Deutschlandfunk Kultur, die Nachrichtenagenturen AP und ITAR TASS sowie die medizinische Fachpresse, wie das Deutsche Ärzteblatt und die Bundesärztekammer. Der Schwerpunkt der Veranstaltung lag dabei auf der „HELP" Kampagne und der Lage in Deutschland im Hinblick auf das Rauchen. Außerdem wurden hier drei Kampagnen-Spots vorgestellt, auf die an späterer Stelle eingegangen wird. Zu den Teilnehmern der Pressekonferenz zählten unter anderem Michael Hübel von der EU Kommission,

Harald Händel von der deutschen Vertretung der EU Kommission in Berlin sowie Marion Caspers-Merk vom *Bundesministerium für Gesundheit und Soziale Sicherung*, die die Übernahme der Schirmherrschaft von „HELP" durch das Ministerium verkündete. Ferner waren Zuständige der involvierten PR-Agenturen Ligaris, B&S und HBI als lokaler Partner des Agenturen-Netzwerks Worldcom sowie Vertreter des Deutschen Krebsforschungszentrums (DKFZ) und der Bundeszentrale für gesundheitliche Aufklärung (BZgA) anwesend (vgl. EU Kommission. Activities Report Berlin).

Die zweite Kampagnenphase begann am 26. Mai 2005 mit der Einführung einer kampagneneigenen Homepage mit der URL www.help-eu.com (vgl. EU Kommission. Pressemitteilung II, 26. Mai 2005), für deren Gestaltung die französische Web-Agentur *Mac Luhan's* engagiert wurde. Für die Betreuung der Website ist weiterhin die Agentur Ligaris zuständig. Die Internetseite stellt ein Onlineportal dar, das übersichtlich nach den drei Hauptthemen der Kampagne – Prävention, Abkehr vom Rauchen und Gefahren des Passivrauchens – gegliedert ist (vgl. Anhang IV). Hier werden Fakten und sachliche Informationen zum Thema Rauchen in allen Sprachen der Europäischen Union zur Verfügung gestellt. Außerdem werden ein Newsletter, Erfahrungsberichte aus anderen Ländern und Argumente gegen das Rauchen angeboten. Sie liefern Gründe dafür, warum man mit dem Rauchen aufhören oder gar nicht erst anfangen sollte. In der Mitte der Startseite ist gut sichtbar die „Quit-Line" platziert. Dies ist eine Telefonhotline, bei der Menschen, die mit dem Rauchen aufhören wollen, sich helfen lassen können. Zusätzlich bietet ein Rauchertest die Möglichkeit, die persönliche Gefährdung bzw. den Abhängigkeitsgrad festzustellen. Weiterhin sind auf der Internetseite Hilfs- und Beratungsangebote zu finden. Sie widmen sich den Themen Motivation, Essen und Sport und bieten Informationen zu Aufhörstrategien sowie Notfalltipps für Personen, die vom Rückfall in das Rauchen gefährdet sind. Hinzu kommt ein Diskussionsforum für Jugendliche, in dem ihre Meinungen gesammelt werden. Diese sollen nach vier Monaten in einem europäischen Manifest der Jugend zusammengetragen werden. Auf diese Weise wird die Hauptzielgruppe der Kampagne in die Auseinandersetzung mit dem Thema einbezogen und zu einem Diskurs aktiviert. Ebenfalls an Jugendliche richtet sich die „Absurd Zone", die dem Thema Rauchen mit Humor begegnet. Hier sind animierte E-Cards oder SMS zu finden, die an Freunde und Bekannte verschickt werden können. Sie stellen absurde Situationen, in die sich Raucher begeben, auf humorvolle Weise dar. So beugt sich beispielsweise ein junger „cooler" Raucher vor, um sich eine Zigarette anzuzünden. Dabei fangen seine Haare aber

Feuer und er steht alles andere als cool da. Damit wird in der „Absurd Zone" vermittelt, dass Rauchen als ein lächerliches und unnormales Verhalten zu sehen ist. Darüber hinaus ist die Homepage mit Internetseiten der Partnerorganisationen verlinkt, wo sich Interessierte Hilfe zum Aufgeben oder zur Prävention des Rauchens einholen können.

Die dritte Phase der Kampagne wurde zum Welt-Nichtrauchertag am 31. Mai eingeleitet, indem auf der angesprochenen Pressekonferenz in Berlin drei Werbespots der Öffentlichkeit vorgestellt wurden. Diese sollten, beginnend am 06. Juni 2005, in allen Mitgliedstaaten im Fernsehen ausgestrahlt werden. Die dritte Phase bestand aus zwei Sendezeiträumen. In Deutschland liefen im ersten Sendezeitraum vom 13. Juni bis 04. Juli 205 TV-Spots auf den Sendern n24, Pro7, Kabel1 und Sat1, während dort im zweiten Zeitraum vom 05. September bis 02. Oktober 200 Werbespots zu sehen waren (vgl. Anhang, V). Die Anzahl der Zuschauerkontakte wurde auf über 31 Millionen geschätzt (vgl. EU Kommission. Fernsehwerbekampagne in jedem Mitgliedsland). Für die Entwicklung und kreative Gestaltung der Fernsehspots war die Agentur Ligaris zuständig. Gedreht wurden die Filme im April 2005 in Barcelona, wobei die dänischen Produktionsfirma *Bandits* mit der Produktion beauftragt war (vgl. HBI Homepage. Presseunterlagen, 31. Mai 2005). Jeder der Fernsehspots bezog sich auf eins der drei Hauptthemen der Kampagne und wies auf die Kommunikationskanäle „HELP" Website und die betreffende nationale Beratungs-Hotline hin. Dies sollte darauf aufmerksam machen, wo den vom Rauchen abhängigen, gefährdeten oder betroffenen Menschen geholfen werden kann. Die Werbeaktion sollte das Bewusstsein dafür schaffen, dass Rauchen in vielen Alltagssituationen ein Problem darstellt. Außerdem wurden in allen drei Spots statt Zigaretten Partypfeifen verwendet, um das Rauchen als ein lächerliches Verhalten darzustellen. Der erste Spot richtet sich primär an Jugendliche und thematisiert den Gruppenzwang, dem viele von ihnen ausgesetzt sind. Zu sehen ist eine Gruppe Teenager, die auf der Schultoilette heimlich in Partypfeifen blasen und diese erschreckt verstecken, als ein Lehrer erscheint (vgl. Anhang VI). Aus dem Off ertönt: „Es mag dumm erscheinen, aber manchmal würde man egal was tun, um die anderen zu imitieren – selbst anfangen zu rauchen.", und macht deutlich, wie absurd die Situation doch im Grunde ist. Im zweiten Spot wird ein Raucher gezeigt, dessen Sucht seinen Alltag bestimmt und gleichzeitig behindert. Als er nachts zwanghaft aufsteht, um auf dem Boden zusammengekauert in eine Partypfeife zu blasen (vgl. Anhang VII), kommt die Message: „Es mag lächerlich erscheinen, dennoch verhalten wir uns auf Grund des Tabaks seltsam.". Im dritten Spot geht es um Passivrauchen. Hier wird ein von Rauchern umgebener Nichtraucher auf einer Party gezeigt, der die vielen Partypfeifen als störend empfindet (vgl. Anhang VIII). Die Botschaft hier lautet: „Es mag absurd erscheinen, dennoch gefährdet jede Zigarette, die Sie rauchen, die Gesundheit der in ihrer Nähe befindlichen Personen." Auf diese Weise sollte der anormale Charakter des gesundheitsschädigenden Verhaltens kommuniziert werden. Denn rein rational betrachtet, ist es grotesk, an einer Gewohnheit festzuhalten, die einen nicht nur viel Geld, sondern wahrscheinlich auch das Leben kostet.

Neben den genannten Kommunikationsinstrumenten wurden begleitende Maßnahmen getroffen, um eine unterstützende und multiplikatorische Wirkung zu erzielen. So werden im Monatstakt Pressemitteilungen und -Artikel verbreitet, in denen über die Kampagnenaktionen berichtet wird und Informationen zur Tabakproblematik geliefert werden. Zusätzlich ist für das Jahr 2006 die Präsenz von „HELP" auf Kultur- und Sportveranstaltungen geplant, wo Heranwachsende zum Beispiel den Anteil von Kohlenmonoxid im Körper messen können und informiert werden, wie sich der chemische Stoff auf die Gesundheit auswirkt (vgl. HELP Homepage. Rückblick 2005). Inwiefern die EU-Kommission kontrolliert, ob die ergriffenen Maßnahmen auch die gewünschte Wirkung zeigen und welche Ergebnisse diesbezüglich bereits vorliegen, wird im anschließenden Kapitel betrachtet.

Evaluation

Will man den Einsatz der Kommunikationsinstrumente optimieren und die Ressourceninvestition legitimieren, so ist eine Wirkungskontrolle bei Kampagnen unabdingbar. Als fortlaufende Erfolgskontrolle der „HELP" Kampagne wurden Medienresonanzanalysen vorgesehen. Hierfür beauftragte man den Europäischen Monitoring Dienstleister *Euro Argus* damit, die Berichterstattung in den europäischen Medien zum Thema Tabakbekämpfung zu verfolgen und auszuwerten (vgl. EU-Kommission. Pressemitteilung, 01. Mai 2005). Die Bilanz des ersten Kampagnenjahres zeigt, dass über 2500 Presseartikel und Beiträge in Funk und Fernsehen über die Problematik des Rauchens informiert haben. Die Kampagnenwebsite wurde bis Ende November 2005 von 300.000 Personen besucht (vgl. HELP Homepage. Rückblick 2005).

Im Zusammenhang mit der kostenintensiven Produktion und Schaltung der Fernsehspots wurde bereits im Vorfeld eine evaluative Forschung angesetzt. Für diesen Zweck wurden die Dienste von *Ipsos Santé*, einem europäischen Netzwerk für Meinungsforschung, in Anspruch genommen. Bevor die TV-Spots ausgestrahlt wurden, führte Ipsos Santé einen sehr umfangreichen Pre-Test durch. Hierbei wurde die Wirkung der geplanten Fernsehspots und ihrer Botschaften bei ca. 400 Personen in einer Befragung getestet. Die Befragten setzten sich aus 38 so genannten focus groups à 10 Personen zusammen, mit den 20 EU-Länder abdeckt wurden. Auf diese Weise waren sämtliche geographische Zonen, nationale Rauchverordnungen sowie Alters- und Gesellschaftsgruppen im Test vertreten (vgl. EU Kommission Pressemitteilung I, 26. Mai 2005). Innerhalb der Gruppen befanden sich sowohl Nichtraucher als auch starke Raucher und Gelegenheitsraucher. Die Untersuchung diente der Verfeinerung der Kommunikationsmaßnahmen, die der Zielgruppe in allen Ländern die Gefahren des Rauchens vermitteln sollte. Die Befragung ergab, dass die intendierten Botschaften nicht richtig verstanden werden. Die Filme wurden von den Probanden teilweise als unrealistisch eingestuft und sind auf wenig Zuspruch stoßen. (vgl. Ipsos Insight Health. Help Campaign Pre-Test). Aus diesem Grund wurden weitere Versionen der Spots gedreht und getestet, bis die Entscheidung auf die Serie mit dem Motiv der Partypfeife fiel.

Nach Ablauf der Spotschaltung, die in der Altersgruppe der 15 bis 34 Jährigen 700 Millionen Kontakte erreichte (vgl. HELP Homepage. Rückblick 2005), erfolgte im Oktober 2005 eine erste ex-post Evaluation der „HELP" Kampagne, die sich ebenfalls auf die TV-Spots bezog. Ipsos Santé nahm dafür eine groß angelegte, EU-weite telefonische Befragung vor, an der 25.000 Personen teilnahmen. Die repräsentative Studie ergab, dass 29% aller Befragten mindestens einen der Spots gesehen hatten. Von denjenigen, die die Filme gesehen haben, gaben 76% an, dass sie ihnen gefallen. Insbesondere hat dabei der Spot gut abgeschnitten, der die Schwierigkeiten beim Aufhören mit dem Rauchen demonstriert. Die Botschaften, dass das Rauchen lächerlich ist, dass man damit nicht anfangen sollte, dass es der eigenen Gesundheit und anderen schadet und dass es schwierig ist, damit aufzuhören, ist weitestgehend verstanden worden. Dies war auch der Fall beim Hinweis darauf, dass es hierfür Hilfe bei einer Hotline und Website gibt. Zudem erreichte die TV-Kampagne ein gutes Image, denn sie wurde als verständlich, humorvoll und wertvoll eingestuft. Allerdings gaben nur 34% aller Raucher an, dass die Spots sie dazu bewegen, mit dem Rauchen aufhören zu wollen. Nur leicht über die Hälfte von ihnen findet Rauchen absurd und denkt über ihr Verhalten gegenüber Nichtrauchern nach. Außerdem glaubt nur die Hälfte der Nichtraucher, dass die Spots einen davon abhalten, mit dem

Rauchen anzufangen. Insgesamt wurde eine gute Reichweite festgestellt, aber gleichzeitig empfohlen, die Wiederholung der Spots im Mediaplan zu erhöhen, da der überwiegende Teil der Befragten nur einen Spot gesehen hatte. Schließlich wäre in Zukunft eine einzige Sendephase sinnvoller, da man hierbei mit einer stärkeren Wirkung rechnet (vgl. Ipsos Insight Health. Post-Test of the Advertising Campaign Help).

Die bisher erfolgte Evaluation der „HELP" Kampagne wurde hauptsächlich zu Optimierungszwecken betrieben. Die Auswertung der Umfrage zu den TV-Spots hat lediglich einen Überblick über die erreichte Zielgruppe sowie ihrer Wahrnehmung der Kampagnenbotschaft und Meinung zum Thema gegeben. Allerdings wurde auch im Vorfeld der gesamten Anti-Tabak-Kampagne eine umfangreiche Befragung durchgeführt, welche die Einstellungen und Verhaltensweise der europäischen Bevölkerung gegenüber dem Rauchen erfasste. Auf dieser Grundlage wird später, nach Ablauf von „HELP", eine Vorher-Nachher-Analyse möglich sein, die Aufschluss über die Veränderung von Einstellungen und Verhalten bei der Zielgruppe geben könnte.

Kritische Betrachtung

Da das Gesundheitsthema „Rauchen" jeden europäischen Bürger tangiert, unabhängig davon ob er raucht oder nicht, wird mit der „HELP" Kampagne eindeutig eine Mobilisierung der breiten Bevölkerung beabsichtigt: Raucher, (noch) Nichtraucher und Passivraucher werden dazu aufgerufen, sich selbst und ihren Mitmenschen zu einem gesunden Leben ohne den schädlichen Glimmstängel zu verhelfen. Es handelt sich um eine Informations- und Präventionskampagne, die ihre Dialoggruppe für die Gesundheitsgefahren des Tabakkonsums sensibilisieren und sie davon überzeugen möchte, dass ein Leben ohne Zigaretten wertvoll und erstrebenswert ist. Damit wird beabsichtigt, eine nachhaltige Verhaltensänderung zu bewirken. Darüber hinaus wird eine Einstellungsänderung in der gesamten Europäischen Union angestrebt: Nicht-Rauchen soll zur verhaltensbestimmenden Norm werden, Rauchen hingegen zu einem sozial sanktionswürdigen Verhalten.

Zur Konzeption der Kampagne ist anzumerken, dass die Festlegung der Zielgruppen kritisch zu betrachten ist. Während Statistiken zeigen, dass der Einstieg in das Rauchen zu 80 % in der Altersspanne zwischen 12 und 18 Jahren stattfindet (vgl. oben „Gesellschaftliche Trends"), konzentriert sich die „HELP" Kampagne auf 15 bis 18 Jährige und vernachlässigt auf diese Weise alle betroffenen Teenager unter 15 Jahren. Auch die Maßnahmen der Kampagne bedürfen einer kritischen Betrachtung. Zum einen ist es fragwürdig, ob die einmalige Roadshow eine breite Öffentlichkeit sensibilisieren und so zu einer flächendeckenden Mobilisierung beitragen kann, da sie pro Land in nur einer Stadt und dazu über eine kurze Zeit weniger Tage stattgefunden hat. Zum anderen muss berücksichtigt werden, dass der Zweck der Werbespots darin bestand, „mit viel Humor aufzuzeigen, wie absurd das Rauchen ist" (EU Kommission. Pressemitteilung I, 26. Mai 2005). An dieser Stelle muss jedoch eingewendet werden, dass die letztendlich geschalteten Spotvarianten angesichts ihrer recht hochgestochenen Sprache und einer befremdenden Musik eher weniger humorvoll wirken. Weiterhin sollte hierbei von einer Verurteilung der Raucher und Jugendlicher, die in Versuchung geraten, Abstand genommen werden und stattdessen die Absurdität des Lasters fokussiert werden (vgl. ebd.). Allerdings ist es nicht von der Hand zu weisen, dass zumindest im deutschsprachigen Raum die negativ wertende Interpretation nahe liegt, dass alle Raucher „Pfeifen" wären. Sinnvoll ist, dass sowohl die TV-Spots als auch die Informationsobjekte der Roadshow auf die kampagneneigene Homepage verweisen. Diese spricht alle drei Dialoggruppen an und bietet ihnen die Möglichkeit, sich aktiv in eine Diskussion einzubringen. Darüber hinaus stellt sie im Bereich „Pressebüro" ausführliche Informationen zur Kampagne selbst und zum Thema „Rauchen" zur Verfügung. Des Weiteren zieht die „HELP" Kampagne nicht nur die Massenmedien zur Verbreitung ihrer Botschaften heran, sondern bedient sich auch der interpersonalen Kommunikation, wie den Telefonhotlines oder dem Diskussionsforum auf der Website. Diese Dialogorientierung kann als Pluspunkt festgehalten werden, denn es wird nicht nur unidirektionale Kommunikation an die Dialoggruppen gerichtet, sondern auch ein Diskurs angeregt. Unter dem Partizipationsaspekt wird die Zielgruppe aktiv in die Gesundheitsbelange miteinbezogen und so zum nach- und mitdenken gebracht.

Besondere Beachtung verdient, wie bereits angedeutet, die Partnerbasis der Kampagne. Bei einer pan-europäischen PR geht es darum, Werte und Botschaften an eine sehr heterogene Zielgruppe heranzutragen. Dabei muss die Kommunikation auf die unterschiedlichen Sprachen, Kulturen und Mediensysteme angepasst und zwischen den Ländern koordiniert werden. Was für europaweit agierende Unternehmen gilt, sollte auch für Gesundheitskommunikation auf EU-Ebene gelten: Eine länderübergreifende Koordination von Kampagnen bringt bedeutende Vorteile mit sich. Zum einen geht man dadurch einem unwirtschaftlichen, verschwenderischen Einsatz von Budgets aus dem Wege. Zum anderen kann der Erfolg maximiert werden, wenn alle kooperierenden Beteiligten an einem Strang ziehen. Darüber hinaus wird auf diese Weise gewährleistet, dass länderunabhängige Botschaften einheitlich an die Dialoggruppen kommuniziert werden (vgl. Richter 2006, 53). Sowohl die sprachliche als auch die kulturelle Anpassung der intendierten Kampagnenbotschaften, sprich die Berücksichtigung unterschiedlicher Wertvorstellungen, Denkweisen und Ausdrucksinterpretationen, verlangt offene Kommunikationskanäle zwischen den nationalen Verantwortlichen, wie sie sich in der Netzwerkstruktur der Kommunikationsexperten von „HELP" erkennen lassen. Weiterhin sollte die Kommunikation mit den Medien auf lokaler Ebene angesiedelt sein, da in einem bestimmten Land ansässige Agenturen sich am besten in der betreffenden Medienlandschaft auskennen. Im Fall der „HELP" Kampagne erfolgt eine auf die Länder angepasste Ansprache der Medien, bei der die jeweiligen Denkweisen und Arbeitsmechanismen berücksichtigt werden. Alles in allem wird die Anti-Raucher-Kampagne aufgrund ihrer partnerschaftlichen Organisation dem sich längst als erfolgreich erwiesenen „Think global – act local" Ansatz gerecht und fördert gemeinsame Kräfte im Kampf gegen den Tabak.

Auf der anderen Seite ist „HELP" eine groß angelegte PR-Kampagne, mit der ein sehr breites Publikum erreicht werden soll, sodass die Kommunikationsinhalte allgemein gefasst sind und breit gestreut werden. Als Vorteil spricht dabei eine einfache und klare Message. Als Nachteil ist einzustufen, dass „HELP" sich allgemein an alle richtet und bei der Ansprache ihrer Hauptzielgruppe nicht nach Geschlechtern differenziert. Da Mädchen aber eine besonders gefährdete Risikogruppe ausmachen, sollte man bei ihnen verstärkt über eine geschlechterspezifische Präventionsstrategie vorbeugen.

Schlussbetrachtung und Fazit

Im Kampf gegen den blauen Dunst liegt die Stärke von Gesundheitskampagnen wie „HELP" vorwiegend im Bereich der Primärprävention. Die Botschaften der „HELP" Kampagne schaffen ein Bewusstsein für die gesundheitlichen Risiken und können so die gefährdeten Bevölkerungsgruppen vor dem Einstieg ins Rauchen bewahren. Wenn die Informationen für sie neu sind und sie noch keine gefestigte Meinung zum Thema haben, ist die Medienwirkung am größten (vgl. Göpfert 2001, 140). Die Wirkung der Kampagneninhalte hängt also maßgeblich von den Rezipienten selbst ab. Deshalb stellt das Abgewöhnen für Anti-Raucher-Kampagnen die größte Herausforderung dar. Eine Verhaltensänderung bei Erwachsenen mit festgefahrenen Verhaltensmustern ist folglich nur schwer zu erreichen. Viele Raucher sind in ihrer Gewohnheit gefangen oder gehen ihr nur zu gern nach, als dass sie es auf Grund potentieller gesundheitlicher Risiken aufgeben würden. Rauchen ist ein irrationales und komplexes Verhaltensmuster, das nicht nur von kognitiven Faktoren wie Wissen, sondern auch Persönlichkeitsvariablen und dem sozialen Umfeld des Menschen bestimmt wird. Die Einsicht und Verhaltensänderung kommt in der Regel erst mit dem Auftreten gesundheitlicher Beschwerden, sprich wenn es zu spät ist. Demzufolge wäre es zu hoch gegriffen, zu erwarten, dass massenmediale Gesundheitsaufklärung Tausende von Rauchern zum Aufhören bewegen könnte. Wesentlich aussichtsvoller ist weiterhin der Kampagnenerfolg im Hinblick auf die Aufklärung über die Gefahren des Passivrauchens einzuschätzen. Auswertungen früherer Kommunikationskampagnen haben ergeben, dass sie nur dann ein gesundheitsbegünstigendes Verhalten bewirken, „wenn diese Aktionen nicht flächendeckend, sondern für konkrete Zielgruppen in Kontexten durchgeführt werden, die dem jeweils angesprochenen Gesundheitsverhalten gegenüber positiv eingestellt sind" (Hurrelmann/Leppin 2001, 16). Aufgrund dessen wird die „HELP" Kampagne am ehesten bei der Aufklärung zum Passivrauchen erfolgreich sein. PR-Kampagnen wie diese können die Bildung einer Meinungsfront vorantreiben, die als eine Art Anti-Raucher-Lobby sich massiv für ein öffentliches Rauchverbot einsetzt. Auf diese Weise könnte das Rauchen zunehmend aus der Öffentlichkeit verschwinden und über die Zeit hinweg das Nicht-Rauchen zur Norm werden. Hier dienen andere Länder wie die USA als Beispiel. Nach einer intensiven Aufklärung, die dort seit den 60er Jahren massiv mit Anti-Raucher-Kampagnen und kommunalen Programmen betrieben wurde, herrschen heute beispielsweise in Kalifornien Raucherquoten, von denen man in Europa nur träumen kann.

Abschließend stellt sich die Frage, ob nun alle kommunikativen Bemühungen von Kampagnen wie „HELP" etwas bewirken oder einfach in der Luft verpuffen. Winfried Göpfner führt an, dass die gewünschte massenhafte Verhaltensänderung bei groß angelegten Anti-Raucher-Kampagnen vergleichsweise bescheiden ausfällt (vgl. Göpfert 2001, 131). Mit der neuen Public Health Strategie des Medienlobbyismus wird die Ansicht vertreten, dass im Hinblick auf das Rauchen strukturelle Umgestaltung in Form von Werbeverboten oder Verbreitung rauchfreier Zonen viel effektiver ist als die Appelle an Raucher zur gesunden Lebensweise (vgl. Jazbinsek 2000, 26). In der Tat können Paragraphen entschiedener etwas bewirken als gut gemeinte Ratschläge und Warnungen. Jedoch trägt jeder Mensch für seine Gesundheit selbst die Verantwortung, in die der Staat nicht mit Gesetzen eingreifen kann. Sicherlich wäre es das Naheliegendste, das Rauchen schlichtweg zu verbieten. In einer demokratischen Gesellschaft ist ein solcher Schritt natürlich ausgeschlossen. Darüber hinaus würde er am Problem vorbei gehen – man denke dabei an die ehemalige Alkoholprohibition in den USA, die statt einer Alkoholabstinenz illegale Schmuggelaktivitäten gefördert hat. Differenziert betrachtet sollte man auch nicht alle Hoffnung in Kampagnen legen. Die gesellschaftlichen Probleme infolge des Tabakkonsums dürfen nicht auf individuelles Fehlverhalten oder Informationsdefizite allein reduziert werden. Deshalb sollte die Bedeutung der strukturellen Regulierung, wie Werbeverbote oder öffentliche Raucheinschränkungen, nicht aus dem Blickfeld geraten. Anti-Raucher-Kampagnen stellen eine enorme Unterstützung der Rechtsetzungsmaßnahmen dar: sie schaffen ein Bewusstsein für die ernsthaften Folgen des Rauchens, wirken präventiv und motivierend. Was „HELP" betrifft, so sollte auch bedacht werden, dass die Kampagne auf vier Jahre Laufzeit ausgelegt ist. Damit wird berücksichtigt, dass erst eine langfristige Vermittlung und Wiederholung der Kampagnenbotschaften einer Verhaltensänderung Impulse geben kann. Schließlich sollte in Betracht gezogen werden, dass Kampagnen kein Allheilmittel für Gesundheitsbelange sind, sondern schlichtweg einen bedeutenden Beitrag zum sozial-gesundheitlichen Engagement leisten, indem sie durch die Aufklärungsarbeit einem Gesinnungswandel den Anstoß geben. Erst die Gesamtheit aller Aktivitäten wird aus langer Sicht die gewünschte Wirkung entfalten und mit der Zeit einen gesellschaftlichen Wandel herbeiführen.

Literaturverzeichnis

Bücher

Alcalay, Rina/Taplin, Shahnaz (1989), Community Health Campaigns: From Theory to Action. In: Rice, Ronald E./Atkin, Charles (eds.) (1989), Public Communication Campaigns. Second Edition. Newbury, London u.a.: Sage, S. 105-123.

Bentele, Günter (2004), Definition Kampagne. In: Sjurts, Insa (Hrsg.) (2004), Gabler Lexikon. Medien Wissenschaft. Wiesbaden: Gabler Verlag.

Dorer, Johanna (2001), Die Bedeutung der PR-Kampagnen für den öffentlichen Diskurs. Ein theoretischer Ansatz. In: Röttger, Ulrike (Hrsg.) (2001), PR-Kampagnen. Über die Inszenierung von Öffentlichkeit. Opladen: Westdeutscher Verlag, S. 53-69.

Göpfert, Winfried (2001), Möglichkeiten und Grenzen der Gesundheitsaufklärung über Massenmedien. In: Hurrelmann, Klaus/Leppin, Anja (Hrsg.) (2001), Moderne Gesundheitskommunikation. Vom Aufklärungsgespräch zur E-Health. Bern, Göttingen u.a.: Huber, S. 131-141.

Herrelmann, Klaus/Leppin, Anja (Hrsg.) (2001), Moderne Gesundheitskommunikation – Eine Einführung. In: Hurrelmann, Klaus/Leppin, Anja (Hrsg.) (2001), Moderne Gesundheitskommunikation. Vom Aufklärungsgespräch zur E-Health. Bern, Göttingen u.a.: Huber, S. 9-20.

Jazbinsek, Dietmar (Hrsg.) (2000), Gesundheitskommunikation. Erkundungen eines Forschungsfeldes. In: Jazbinsek, Dietmar (Hrsg.) (2000), Gesundheitskommunikation. Wiesbaden: Westdeutscher Verlag, S. 11-31.

Leonarz, Martina (2001), Die (Un)wirksamkeit öffentlicher Informationskampagnen im Gesundheitsbereich. Zur Evaluation von Suchtkampagnen. In: Röttger, Ulrike (Hrsg.) (2001), PR-Kampagnen. Über die Inszenierung von Öffentlichkeit. Opladen: Westdeutscher Verlag, S. 269-289.

McAlister, Alfred/Ramirez, Amelie G./Galavotti, Christine/Gallion, Kipling (1989), Antismoking Campaigns: Progress in the Application of Social Learning Theory. In: Rice, Ronald E./Atkin, Charles (eds.) (1989), Public Communication Campaigns. Second Edition. Newbury, London u.a.: Sage, S. 291-307.

Pettegrew, Loyd S./ Logan, Robert (1989), The Health Care Context. In: Berger/Chaffee (eds.) (1989), Handbook of Communication Science. Newbury Park u.a.: Sage, S. 675-710.

Proctor, Robert N. (2000), Wir produzieren Zweifel. Die Wissenschaft der Wirtschaftsverbände. In: Jazbinsek, Dietmar (Hrsg.) (2000), Gesundheitskommunikation. Wiesbaden: Westdeutscher Verlag, S. 248-276.

Rice, Ronald E./Atkin, Charles (eds.) (1989), Public Communication Campaigns. Second Edition. Newbury, London u.a.: Sage, S. 291-307.

Rogers, Everett M./Storey, J. Douglas (1989), Communication Campaigns. In: Berger/Chaffee (eds.) (1989), Handbook of Communication Science. Newbury Park u.a.: Sage, S. 817-846.

Röttger, Ulrike (Hrsg.) (2001), Campaigns (f)or a better world? In: Röttger, Ulrike (Hrsg.) (2001), PR-Kampagnen. Über die Inszenierung von Öffentlichkeit. Opladen: Westdeutscher Verlag, S. 15-34.

Röttger, Ulrike (2005), Definition Kampagnen. In: Bentele/Fröhlich/Szyszka (Hrsg.) (2005), Handbuch Public Relations. Wissenschaftliche Grundlagen und berufliches Handeln. Wiesbaden: Verlag für Sozialwissenschaften.

Wallack, Lawrence (1989), Mass Communication and Health Promotion: A Critical Perspektive. In: Rice, Ronald E./Atkin, Charles (eds.) (1989), Public Communication Campaigns. Second Edition. Newbury, London u.a.: Sage, S. 353-367.

Zeitschriften

Ludwig, Udo (2005), Tabak. Im Würgegriff der Industrie. In: Der Spiegel. Hamburg (2005), Nr. 49, S. 48-50.

Richter, Ute (2006), Ein gemeinsamer Markt? Optimale Netzwerke für effektive pan-europäische PR schaffen. In: prmagazin. Das Magazin der Kommunikationsbranche, 37. Jg., Nr. 1, S. 53-58.

Verfasser unbekannt. EU-Angriff auf den blauen Dunst. Nachrichten International. In: PR Report, 41. Jg., Juli, S. 13.

Internet

Barnsteiner, Catrin (2005), Auf der Kippe. Deutschland wird zum Nichtraucherland. Und die Raucher ziehen sich zurück auf die schlechten Plätze. 26. Februar 2006. <http://www.zeit.de/2005/45/Rauchen_2fTitel_45>

Carat International. Homepage. 26. Februar 2006.
<http://www.carat.com/carat/IntranetDocViewer?wsDocTypeId=0&wsScrenType=90&wsRow=1&wsCol=2&wsDepth=1&wsBI=null>

EU Kommission. Activities Report Berlin. Datum unbekannt. 10. Januar 2006.
<http://europa.eu.int/comm/health/ph_determinants/life_style/Tobacco/help/docs/ev_20050527_mi_en.pdf>

EU Kommission. Homepage. General Policy. Communication to the Council and the European Parliament on the Present and Proposed Community Role in Combating Tobacco Consumption. Datum unbekannt. 10. Januar 2006.
<http://europa.eu.int/comm/health/ph_determinants/life_style/Tobacco/general_policy_tobacco_control_en.htm>

EU Kommission. Homepage. Fernsehwerbekampagne in jedem Mitgliedsland. Datum unbekannt. 10. Januar 2006.
<http://europa.eu.int/rapid/pressReleasesAction.do?reference=MEMO/05/174&format=HTML&aged=1&language=DE&guiLanguage=fr>

EU Kommission. Homepage. The EU and its Fight against the Tobacco: Questions and Answers. 01. März 2005. 10. Januar 2006.
<http://europa.eu.int/rapid/pressReleasesAction.do?reference=MEMO/05/69&format=HTML&aged=0&language=EN&guiLanguage=en>

EU Kommission. Planned TV Performance for Year 1. 18. Juli 2005. 10. Januar 2006.
<http://europa.eu.int/comm/health/ph_determinants/life_style/Tobacco/help/docs/tvspot_rd02_en.pdf>

EU Kommission. Pressemitteilung I. Die Bedeutung und Produktion der neuen EU-TV-Werbung gegen das Rauchen. 26. Mai 2005. 10. Januar 2006.
<http://europa.eu.int/rapid/pressReleasesAction.do?reference=MEMO/05/174&format=HTML&aged=1&language=DE&guiLanguage=fr>

EU Kommission. Pressemitteilung II. Die Kommission startet TV-Kampagne zur Förderung eines Lebens ohne Tabak. 26. Mai 2005. 10. Januar 2006.

<http://europa.eu.int/rapid/pressReleasesAction.do?reference=IP/05/606&format=HTML&aged=0&language=DE&guiLanguage=en>

EU Kommission. Tobacco or Health in the European Union. Past, Present and Future. Datum unbekannt. 10. Januar 2006. <http://europa.eu.int/comm/health/ph_determinants/life_style/Tobacco/Documents/tobacco_exs_de.pdf>

EU Kommission. Roadshow Tourplan. Datum unbekannt. 10. Januar 2006. <http://europa.eu.int/comm/health/ph_determinants/life_style/Tobacco/help/docs/help_ag_en.pdf>

Generaldirektion Gesundheit und Verbraucherschutz. Aufgabenstellung: Die EU setzt sich ein für Gesundheit, Sicherheit und Vertrauen ihrer Bürger. Datum unbekannt. 01. Februar 2006. <http://europa.eu.int/comm/dgs/health_consumer/general_info/mission_de.html>

HBI Homepage. Pressemitteilung. Passivrauchen – Ein ernstes Europäisches Anliegen. April 2005. 26. Februar 2006. <http://www.hbi.de/help-eu/pms/04-05-PM_Passivrauchen_dt_%20final.doc>

HBI Homepage. Presseunterlagen zur Pressekonferenz zum Welt-Nichtrauchertag in Berlin. 31. Mai 2005. 10. Januar 2006. <http://www.hbi.de/help-eu/pms/PM-Pressekonferenz31-05-05_EU-HELP-Kampagne.doc>

HELP Homepage. Partner. Datum unbekannt. 10. Januar 2006. <http://de.help-eu.com/pages/index-partners-PARTNERS.html>

HELP Homepage. Pressemitteilung. EU startet neue Kampagne gegen das Rauchen. 01. Mai 2005. 10. Januar 2006. <http://de.help-eu.com/pages/bp-bpcommu2-4-150-RELEASES.html>

HELP Homepage. Pressemitteilung. Frauen und Rauchen in der EU. Datum unbekannt. 20. Februar 2006. <http://de.help-eu.com/pages/bp-bpcommu2-4-150-RELEASES.html>

HELP Homepage. Pressemitteilung. Help – Für ein rauchfreies Leben. 01. März 2005. 10. Januar 2006. <http://de.help-eu.com/pages/index-bpdossier-PRESS_KIT.html>

HELP Homepage. Pressemitteilung. Help – Für ein rauchfreies Leben. Rückblick 2005. Datum unbekannt. 20. Februar 2006. <http://de.help-eu.com/pages/bp-bpcommu2-1-150-RELEASES.html>

Ipsos Insight Health. Help Campaign Pre-Test. Februar 2005. 20. Februar 2006. <http://europa.eu.int/comm/health/ph_determinants/life_style/Tobacco/help/docs/tvspot_rd04_en.pdf>

Ipsos Insight Health. Post-Test of the Advertising Campaign Help. Dezember 2005. 20. Februar 2006. <http://europa.eu.int/comm/health/ph_determinants/life_style/Tobacco/help/docs/post_test_help_en.pdf>

Leicht, Robert (2005), Wie vernünftig wollen wir leben? Europa, der Tabak und der Tod – ein „danse macabre". 26. Februar 2006. <http://www.zeit.de/2005/23/Leicht_kolumnee>

Ligaris. Homepage. 26. Februar 2006. <http://www.ligaris.fr/index.htm>

Prof. K.E. von Mühlendahl/Dr. M. Otto. Tabakrauch. Allergie – Umwelt - Gesundheit. August 2005. 10. Januar 2006. <http://www.allum.de/index.php?mod=noxe&n_id=31>

Russ, Melanie. Die EU und der blaue Dunst. 11. April 2005. 20. Februar 2006. <http://www.europa-digital.de/aktuell/dossier/gesundheit/bdunst.shtml>

Anhang I – Logo der Kampagne „HELP – Für ein Leben ohne Tabak"

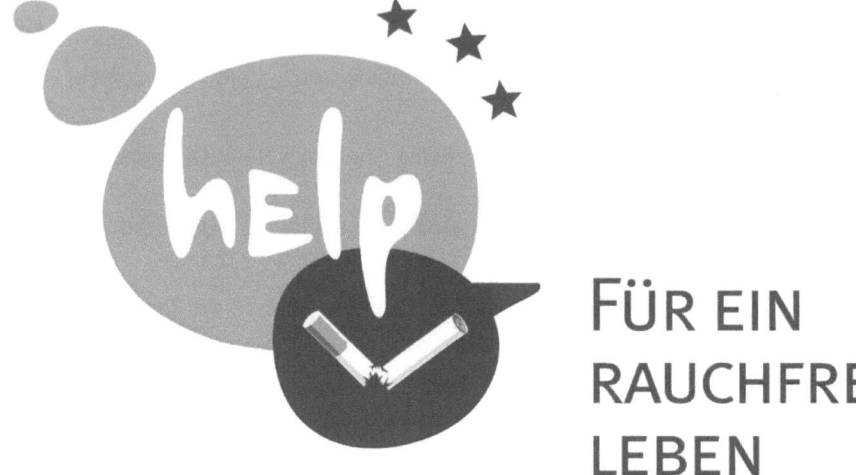

(Quelle: www.hbi.de)

Anhang II – Roadshow Tourplan

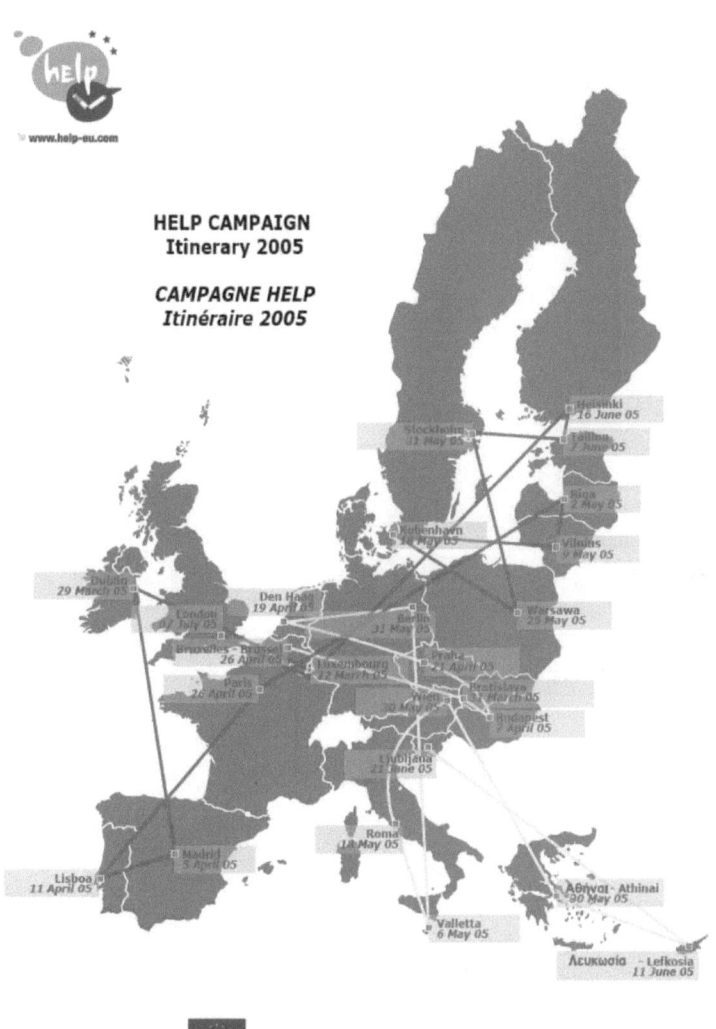

(Quelle: http://europa.eu.int/comm/health/ph_determinants/life_style/Tobacco/help/docs/help_ag_en.pdf)

Anhang III – Roadshow auf dem Schlossplatz in Berlin

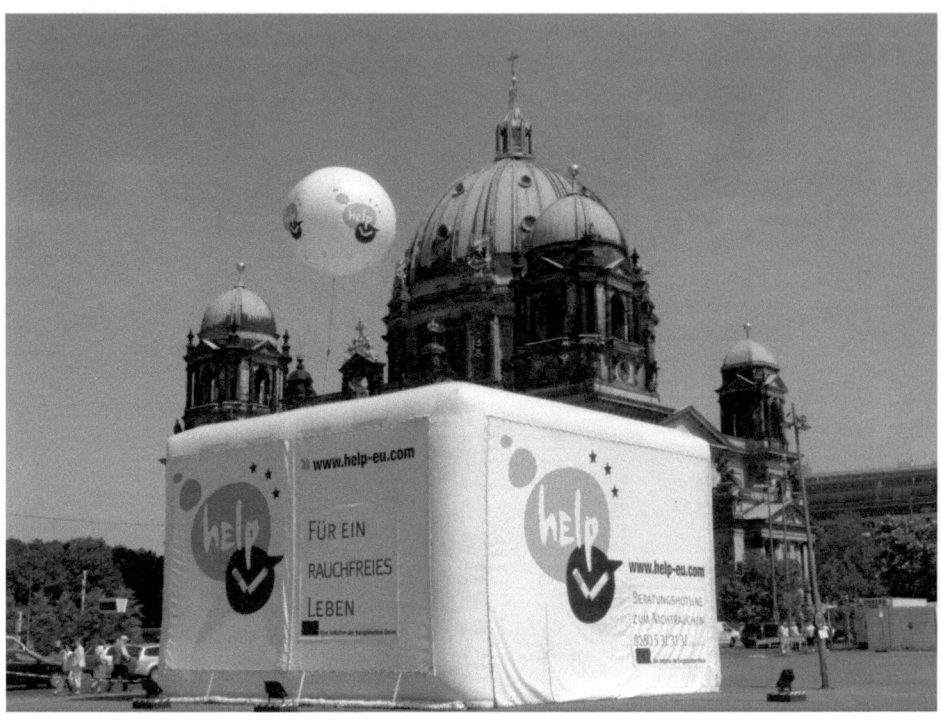

(Quelle: http://www.hbi.de/help-eu/images/Roadshow-Modul%20Tag_EU-HELP-Kampagne.jpg)

Anhang V – Planned TV Performance for Year 1

Date: 18/07/2005

COUNTRIES	MAY 05	JUNE 05	JULY 05	AUGUST 05	SEPTEMBER 05	OCTOBER 05	TOTAL ANNUAL GRP	REPORTING TARGET
Great Britain & Ireland								
UK			Start date: 8th of July – 250		105	End date: September 25th	355	All 16-34
Ireland			Start date: 18th of July – 309		130	End date: October 2nd	439	All 15-34
Southern Europe								
France	Start date: 6th of June – 255				144	End date: September 18th	399	All 15-34
Italy	Start date: 5th of June – 201				158	End date: September 17th	359	All 15-34
Spain	Start date: 6th of June – 220				120	End date: September 18th	340	All 16-34
Portugal	Start date: 5th of June – 190				153	End date: September 18th	343	All 15-34
Greece		Start date: 16th of June – 328			195	End date: September 25th	523	All 15-34
Cyprus	Start date: 11th of June – 198				66	End date: September 14th	264	All 13-34
Malta	Start date: 6th of June – 29 spots				28 spots	End date: September 17th	57 spots	N.A.
Scandinavia								
Denmark	Start date: 13th of June – 235				205	End date: September 25th	440	All 15-34
Sweden	Start date: 6th of June – 204				202	End date: September 25th	406	All 15-34
Finland		Start date: 27th of June – 169			136	End date: September 25th	305	All 15-34
Benelux								
Netherlands	Start date: 13th of June – 234				120	End date: September 18th	354	All 20-34
Belgium South	Start date: 5th of June – 109				90	End date: September 14th	199	All 15-34
Belgium North	Start date: 5th of June – 171				115	End date: September 14th	286	All 15-34
Luxembourg	Start date: 5th of June – 103				30	End date: September 11th	133	All 12+
Central & Eastern European Countries								
Germany	Start date: 13th of June – 205				200	End date: October 2nd	405	All 15-34
Austria	Start date: 13th of June – 138				115	End date: September 14th	253	All 15-34
Hungary	Start date: 6th of June – 390				280	End date: September 25th	670	All 15-34
Poland	Start date: 6th of June – 374				210	End date: September 25th	584	All 16-34
Czech Rep	Start date: 6th of June – 340				265	End date: September 22nd	605	All 15-34
Slovakia	Start date: 5th of June – 223				200	End date: September 18th	423	All 15-34
Slovenia		Start date: 22nd of June – 216			200	End date: September 18th	416	All 15-34
Baltic Countries								
Estonia	Start date: 6th of June – 350				252	End date: September 18th	602	All 15-34
Latvia	Start date: 5th of June – 489				410	End date: October 2nd	899	All 15-34
Lithuania	Start date: 6th of June – 454				250	End date: September 18th	704	All 15-34
Pan-European								
MTV	Start date: 5th of June – 122 spots				122 spots	End date: September 25th	244 spots	All 15-34
Eurosport	Start date: 5th of June – 72 spots				72 spots	End date: September 25th	144 spots	All 15-34
Euronews	Start date: 5th of June – 33 spots						33 spots	All Adults

Spot length 30"

(Quelle: http://europa.eu.int/comm/health/ph_determinants/life_style/Tobacco/help/docs/tvspot_rd02_en.pdf)

Anhang VI – TV-Spot „Peer Pressure"

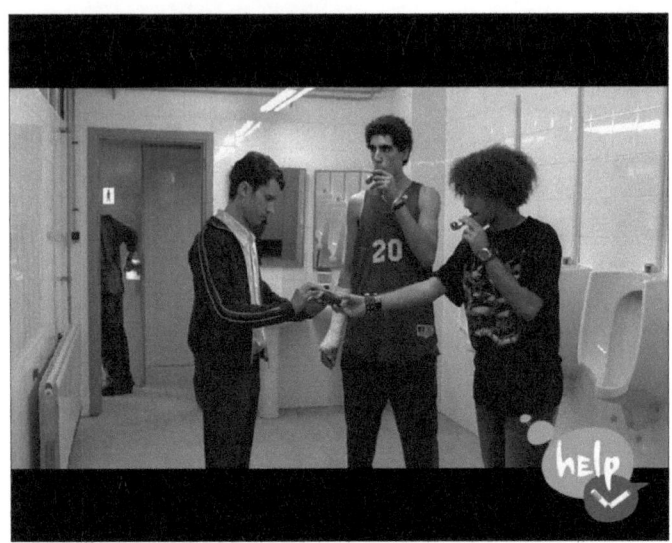

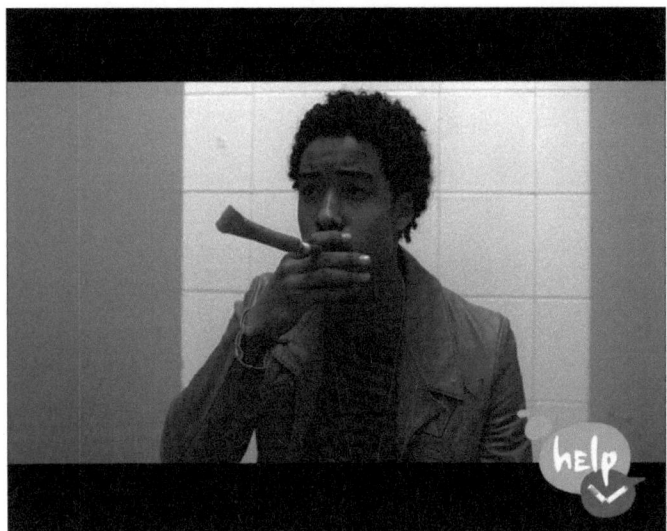

(Quelle: www.help-eu.com)

Anhang VII – TV-Spot „Raucher"

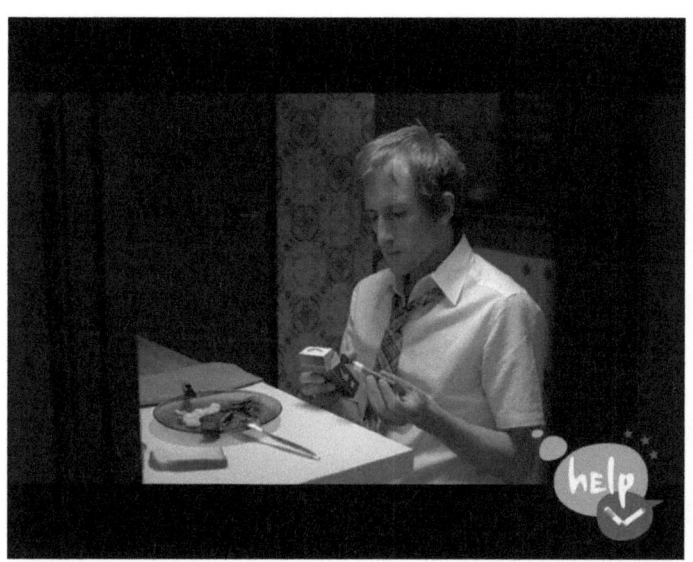

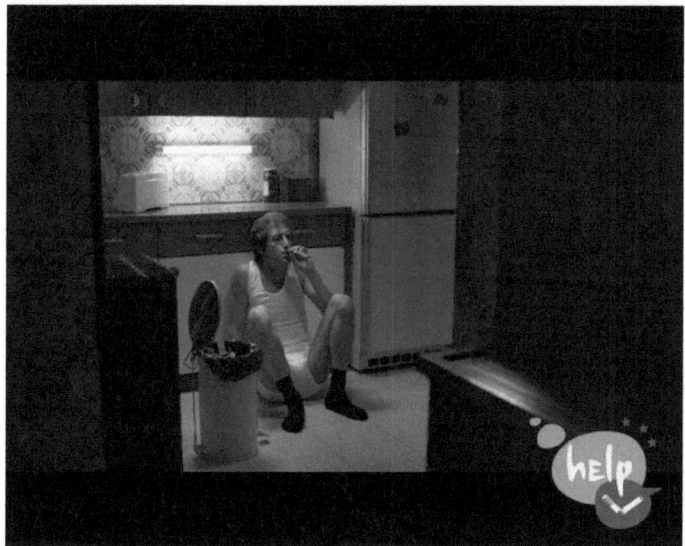

(Quelle: www.help-eu.com)

Anhang VIII – TV-Spot „Passivrauchen"

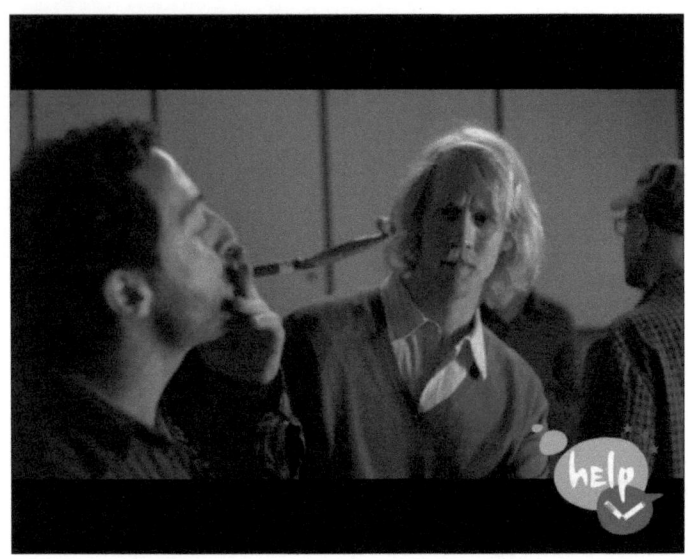

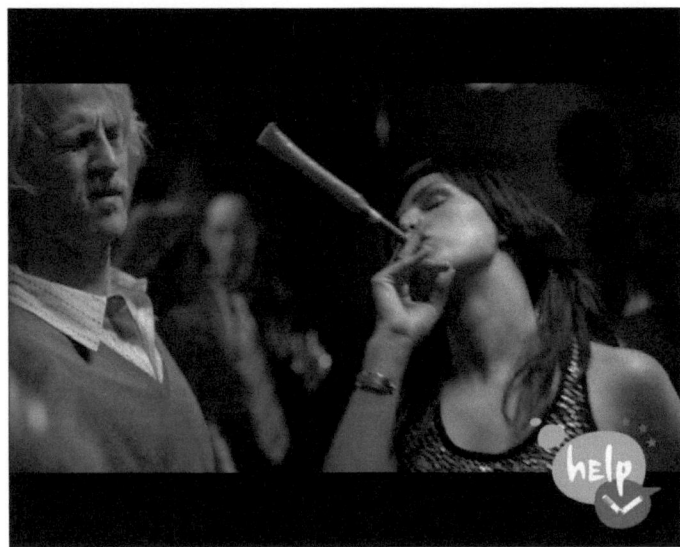

(Quelle: www.help-eu.com)

Einzelbände

Cornelia Tillmann-Rogowski: Tabak - Der Konsum im Wandel der Zeit und gesellschaftlichen Veränderungen (Schwerpunkt Europa). Der sich verändernde Umgang mit dem Tabakkonsum
ISBN: 978-3-640-73546-4

Tobias Wagner: Nationale und Internationale Geschichte der Tabakregulierung
ISBN: 978-3-656-35874-9

Daniela Manske: Streit um den Nichtraucherschutz. Ein Dialog aus konstruktivistischer Sichtweise
ISBN: 978-3-640-59230-2

Christian Matysik: „…Und wenn ich kurz vorm Herzinfarkt bin, werden mir die Ärzte schon helfen…" Über Gerechtigkeit im Gesundheitswesen bei Menschen mit riskantem Gesundheitsverhalten am Beispiel des Rauchens
ISBN: 978-3-656-26570-2

Marina Deck: Der Kampf gegen den blauen Dunst. PR-Kampagnen im Gesundheitssektor am Beispiel der europäischen Anti-Raucher-Kampagne „HELP"
ISBN: 978-3-638-91037-8